现代急诊科
疾病救治精要

谭国平 / 主编

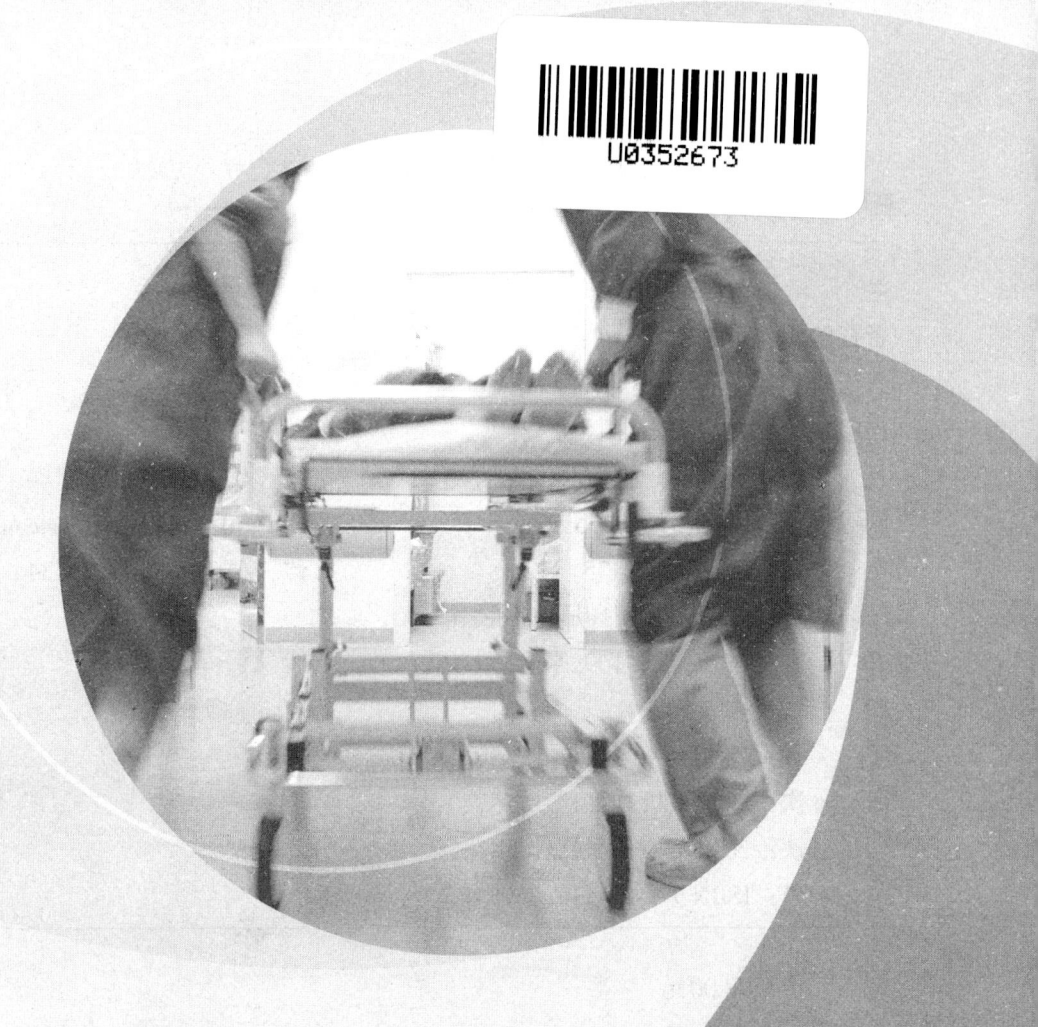

延吉·延边大学出版社

图书在版编目（CIP）数据

现代急诊科疾病救治精要 / 谭国平主编. -- 延吉:
延边大学出版社, 2023.11
ISBN 978-7-230-05901-5

Ⅰ.①现… Ⅱ.①谭… Ⅲ.①急救医学 Ⅳ.
①R459.7

中国国家版本馆CIP数据核字(2023)第219053号

现代急诊科疾病救治精要

主　　编：谭国平
责任编辑：金钢铁
封面设计：文合文化
出版发行：延边大学出版社
社　　址：吉林省延吉市公园路977号　　　邮　　编：133002
网　　址：http://www.ydcbs.com　　　　　E-mail：ydcbs@ydcbs.com
电　　话：0433-2732435　　　　　　　　传　　真：0433-2732434
印　　刷：三河市嵩川印刷有限公司
开　　本：787毫米×1092毫米　　1/16
印　　张：14.5
字　　数：240千字
版　　次：2023年11月第1版
印　　次：2024年1月第1次印刷
书　　号：ISBN 978-7-230-05901-5

定　　价：98.00元

编　委　会

前　言

　　近年来，随着医学的飞速发展和科学技术的进步，现代急救医学和重症医学的发展也日益完善。急救医学是一门跨专业、跨学科的独立医学分科，很多内容纵横交错，但它在医疗服务模式、诊断的认识规律和治疗原则等方面，又具有其自身的特殊性。为进一步提高急诊科及危重症患者的救治成功率，编者们根据自身多年丰富的临床经验，结合国内外最新的诊疗技术，推陈出新，合力著以此书，以求与广大同仁共同进步，为社会民生提供更高水平的医疗服务。

　　本书紧密结合急诊医学领域的最新进展，引用了大量的参考文献，对于急诊常见疾病，从解剖生理到病理，从病因诊断到治疗，均有简明扼要的阐述。本书内容翔实，图文并茂，实用性和针对性较强。

　　本书涵盖了当今急诊专业的前沿知识和实践操作，但由于时间仓促，专业水平有限，书中难免存在一些不妥之处和纰漏，敬请读者和同仁批评指正。

编　者

2023 年 11 月

目　录

第一章

休克

第一节　低血容量性休克

一、概述

低血容量休克是指各种原因引起的循环容量减少导致的心排血量下降而引起的休克。近三十年来，低血容量休克的治疗已取得较大进展，然而，其临床病死率仍然较高。低血容量休克的主要死因是组织低灌注及大出血、感染和再灌注损伤等原因导致的多器官功能障碍综合征（MODS）。目前，低血容量休克缺乏较全面的流行病学资料。创伤失血是低血容量休克最常见的原因。据国外资料统计，创伤导致的失血性休克死亡者占创伤总死亡例数的10%～40%。

低血容量休克的主要病理生理改变是有效循环血容量迅速减少，导致组织低灌注、无氧代谢增加、乳酸性酸中毒、再灌注损伤以及内毒素易位，最终导致MODS。低血容量休克的最终结局自始至终与组织灌注相关，因此，提高其救治成功率的关键在于尽早去除休克病因的同时，尽快恢复有效的组织灌注，以改善组织细胞的氧供，重建氧的供需平衡和恢复正常的细胞功能。

二、病因与早期诊断

低血容量休克的循环容量丢失包括显性丢失和非显性丢失。显性丢失是指循环容量丢失至体外，失血是典型的显性丢失，如创伤、外科大手术的失血、消化道溃疡、食管静脉曲张破裂及产后大出血等疾病引起的急性大失血等。显性丢失也可以由呕吐、腹泻、脱水、利尿等原因所致。非显性容量丢失是指循环容量丢失到循环系统之外，主要为循环容量的血管外渗出或循环容量进入体腔内以及其他方式的非显性体外丢失。

低血容量休克的早期诊断对预后至关重要。传统的诊断主要依据为病史、症状、体征，包括精神状态改变、皮肤湿冷、收缩压下降（<90mmHg 或较基础血压下降大于 40mmHg）或脉压减少（<20mmHg）、尿量<0.5mL/（kg·h）、心率>100 次/分、中心静脉压（CVP）<5mmHg 或肺动脉楔压（PAWP）<8mmHg 等指标。然而，近年来，人们已经充分认识到传统诊断标准的局限性。人们发现氧代谢与组织灌注指标对低血容量休克早期诊断有更重要参考价值。有研究证实血乳酸和碱缺失在低血容量休克的监测和预后判断中具有重要意义。此外，人们也指出了在休克复苏中每搏量（SV）、心排量（CO）、氧输送（DO_2）、氧消耗（VO_2）、胃黏膜 CO_2 张力（$PgCO_2$）、混合静脉血氧饱和度（SvO_2）等指标也具有一定程度的临床意义，但尚需要进一步循证医学证据支持。

低血容量休克的发生与否及其程度，取决于机体血容量丢失的量和速度。以失血性休克为例估计血容量的丢失（表 1-1）。成人的平均估计血容量占体重的 7%（或 70mL/kg），一个 70kg 体重的人约有 5L 的血液。血容量随着年龄和生理状况而改变，以占体重的百分比为参考指数时，高龄者的血容量较少（占体重的 6% 左右）。儿童的血容量占体重的 8%~9%，新生儿估计血容量占体重的 9%~10%。可根据失血量等指标将失血分成四级。大量失血可以定义为 24 小时内失血超过患者的估计血容量或 3 小时内失血量超过估计血容量的一半。

表 1-1　失血的分级（以体重 70kg 为例）

分级	失血量（mL）	失血量占血容量比例（%）	心率（次/分）	血压	呼吸频率（次/分）	尿量（mL/h）	神经系统症状
I	<750	<15	<100	正常	14~20	>30	轻度焦虑
II	750~1 500	15~30	>100	下降	20~30	>20~30	中度焦虑
III	1 500~2 000	30~40	>120	下降	30~40	5~20	萎靡
IV	>2 000	>40	>140	下降	>40	无尿	昏睡

三、血流动力学特点

（一）循环容量减少

主要机制是循环系统内容量丢失到循环系统外，包括直接丢失到体外或机体的特殊体腔内，如胸水和腹水等。

（二）心排血量下降

循环容量急剧减少的直接后果即为每搏输出量和心排血量的快速减低，同时引起氧输送减低，低血容量休克时，由于有效循环血容量下降，导致心排血量下降，因而 DO_2 降低。对失血性休克而言，DO_2 下降程度不仅取决于心排血量，同时受血红蛋白下降程度影响。在低血容量休克、DO_2 下降时，VO_2 是否下降尚没有明确结论。由于组织器官的氧摄取增加表现为氧摄取率（O_2ER）和动静脉氧分压差的增加，当 DO_2 维持在一定阈值之上，组织器官的 VO_2 能基本保持不变。DO_2 下降到一定阈值时，即使氧摄取明显增加，也不能满足组织氧耗。

血红蛋白下降时，动脉血氧分压（PaO_2）对血氧含量的影响增加，进而影响 DO_2。因此，通过氧疗增加血氧分压应该对提高氧输送有效。

有学者在外科术后高危患者及严重创伤患者中进行了以超高氧输送（supranormal DO_2）为复苏目标的研究，结果表明可以降低手术死亡率。但是，也有许多研究表明，与以正常氧输送为复苏目标相比，超高氧输送并不能降低死亡率。有研究认为两者结果是相似的，甚至有研究认为可能会增加死亡率。Kern 等回顾了众多 RCT 的研究发现，在出现器官功能损害前，尽早复苏可以降低死亡率，对其中病情更为严重的患者可能更有效。

（三）体循环阻力增加

有效循环血容量丢失触发机体各系统器官产生一系列病理生理反应，以保存体液，维持灌注压，保证心、脑等重要器官的血液灌注。

低血容量导致交感神经－肾上腺轴兴奋，儿茶酚胺类激素释放增加并选择性地收缩皮肤、肌肉及内脏血管。其中动脉系统收缩使外周血管总阻力升高以提升血压；毛细血管前括约肌收缩导致毛细血管内静水压降低，从而促进组织间液回流；静脉系统收缩使血液流向中心循环，增加回心血量。儿茶酚胺类激素使心肌收缩力加强，心率增快，心排血量增加。

低血容量兴奋肾素－血管紧张素Ⅱ－醛固酮系统，使醛固酮分泌增加，同时刺激压力感受器促使垂体后叶分泌抗利尿激素，从而加强肾小管对钠和水的重吸收，减少尿液，保存体液。

上述代偿反应在维持循环系统功能相对稳定，保证心、脑等重要生命器官的血液灌注的同时，也具有潜在的风险。这些潜在的风险是指代偿机制使血压下降在休克病程中表现相对迟钝和不敏感，导致若以血压下降作为判定休克的标准，必然贻误对休克时组织灌注状态不良的早期认识和救治；同时，代偿机制对心、脑血供的保护是以牺牲其他脏器血供为代价的，持续的肾脏缺血可以导致急性肾功能损害，胃肠道黏膜缺血可以诱发细菌、毒素易位。内毒素血症与缺血－再灌注损伤可以诱发大量炎性介质释放入血，促使休克向不可逆发展。

机体对低血容量休克的反应还涉及代谢、免疫、凝血等系统，同样也存在对后续病程的不利影响。肾上腺皮质激素和前列腺素分泌增加与泌乳素分泌减少可以造成免疫功能抑制，患者易于受到感染侵袭。缺血缺氧、再灌注损伤等病理过程导致凝血功能紊乱并有可能发展为弥散性血管内凝血。

细胞缺氧是休克的本质。休克时，组织低灌注和细胞缺氧，糖的有氧氧化受阻，无氧酵解增强，腺苷三磷酸（ATP）生成显著减少，乳酸生成显著增多并组织蓄积，导致乳酸性酸中毒，进而造成组织细胞和重要生命器官发生不可逆性损伤，直至发生 MODS。

四、监测

有效的监测可以对低血容量休克患者的病情和治疗反应做出正确、及时的评估和判断，以利于指导和调整治疗计划，改善休克患者的预后。

（一）血流动力学监测

一般监测包括皮温与色泽、心率、血压、尿量和精神状态等监测指标。然而，这些指标在休克早期阶段往往难以表现出明显的变化。皮温下降、皮肤苍白、皮下静脉塌陷的严重程度取决于休克的严重程度。但是，这些症状并不是低血容量休克的特异性症状。心率加快通常是休克的早期诊断指标之一，但是心率不是判断失血量多少的可靠指标。比如较年轻患者可以很容易地通过血管收缩来代偿中等量的失血，仅表现为轻度心率增快。

血压的变化需要严密地动态监测。休克初期由于代偿性血管收缩，血压可能保持或接近正常。有研究支持对未控制出血的失血性休克维持"允许性低血压"。然而，对于允许性低血压究竟应该维持在什么标准，由于缺乏血压水平与机体可耐受时间的关系方面的深入研究，至今尚没有明确的结论。目前一些研究认为，维持平均动脉压（MAP）在 60~80mmHg 比较恰当。

尿量是反映肾灌注较好的指标，可以间接反映循环状态。当尿量 <0.5mL/（kg·h）时，应继续进行液体复苏。需注意临床上患者出现休克而无少尿的情况，如高血糖和造影剂等有渗透活性的物质造成的渗透性利尿。

体温监测亦十分重要，一些临床研究认为低体温有害，可引起心肌功能障碍和心律失常，当中心体温 <34℃时，可导致严重的凝血功能障碍。

（二）压力流量监测

1. MAP 监测

有创动脉血压（IBP）较无创动脉血压（NIBP）高 5~20mmHg。持续低血压状态时，NIBP 测压难以准确反映实际大动脉压力，而 IBP 测压较为可靠，可保证连续观察血压和即时变化。此外，IBP 还可提供动脉采血通道。

2. CVP 和 PAWP 监测

CVP 是最常用的、易于获得的监测指标，与 PAWP 意义相近，用于监测前负荷容量状态和指导补液，有助于了解机体对液体复苏的反应性，及时调整治疗方案。CVP 和 PAWP 监测有助于对已知或怀疑存在心功能不全的休克患者的液体治疗，防止输液过多导致的前负荷过度。

3. CO 和 SV 监测

休克时，CO 与 SV 可有不同程度降低。连续地监测 CO 与 SV，有助于动态判断容量复苏的临床效果与心功能状态。

除上述指标之外，目前的一些研究也显示，通过对失血性休克患者收缩压变化率（SPV）、每搏量变化率（SVV）、脉压变化率（PPV）、血管外肺水（EVLW）、胸腔内总血容量（ITBV）的监测进行液体管理，可能比传统方法更为可靠和有效。而对于正压通气的患者，应用 SPV、SVV 与 PPV 可能具有更好的容量反应性评价作用。

应该强调的是，任何一种监测方法所得到的数值意义都是相对的，因为各种血流动力学指标经常受到许多因素的影响。单一指标的数值有时并不能正确反映血流动力学状态，必须重视血流动力学的综合评估。在实施综合评估时，应注意以下三点：结合症状、体征综合判断；分析数值的动态变化；多项指标的综合评估。

（三）氧代谢监测

休克的氧代谢障碍概念是对休克认识的重大进展，氧代谢的监测进展改变了对休克的评估方式，同时使休克的治疗由以往狭义的血流动力学指标调整转向氧代谢状态的调控。传统临床监测指标往往不能对组织氧合的改变具有敏感反应，此外，经过治疗干预后的心率、血压等临床指标的变化也可在组织灌注与氧合未改善前趋于稳定。因此，给予低血容量休克的患者同时监测和评估一些全身灌注指标（DO_2、VO_2 血乳酸、SvO_2 或 $ScvO_2$ 等）及局部组织灌注指标如胃黏膜内 pH 值（pHi）与 $PgCO_2$ 等具有较大的临床意义。

1. 脉搏氧饱和度（SpO_2）

SpO_2 主要反映动脉血氧合状态，可在一定程度上表现组织灌注状态。低血容量休克的患者常存在低血压、四肢远端灌注不足、氧输送能力下降或者给予血管活性药物的情况，影响 SpO_2 的精确性。

2. 动脉血气分析

根据动脉血气分析结果，可鉴别体液酸碱紊乱性质，及时纠正酸碱平衡，调节呼吸机参数。当休克导致组织供血不足时碱缺失下降，提示组织灌注不佳，经常伴有乳酸血症的存在。碱缺失与血乳酸结合是判断休克组织灌注较好的方法。

3. DO_2、SvO_2 的监测

DO_2、SvO_2 可作为评估低血容量休克早期复苏效果的良好指标，动态监测有较大意义。$ScvO_2$ 与 SvO_2 有一定的相关性，前者已经被大量研究证实是指导严重感染和感染性休克液体复苏的良好指标。

4. 动脉血乳酸监测

动脉血乳酸浓度是反映组织缺氧的高度敏感的指标之一。持续动态的动脉

血乳酸以及乳酸清除率监测对休克的早期诊断、判定组织缺氧情况、指导液体复苏及预后评估具有重要意义。但是，血乳酸浓度在一些特别情况下如合并肝功能不全难以充分反映组织的氧合状态。研究显示，在创伤后失血性休克的患者，血乳酸初始水平及高乳酸持续时间与器官功能障碍的程度及死亡率相关。

（四）实验室监测

1. 血常规监测

动态观察红细胞计数、血红蛋白（Hb）及红细胞比容（HCT）的数值变化，可了解血液有无浓缩或稀释，对低血容量休克的诊断和判断是否存在继续失血有参考价值。有研究表明，HCT 在 4 小时内下降 10% 提示有活动性出血。

2. 电解质监测与肾功能监测

对了解病情变化和指导治疗十分重要。

3. 凝血功能监测

在休克早期即进行凝血功能的监测，对选择适当的容量复苏方案及液体种类有重要的临床意义。常规凝血功能监测包括血小板计数、凝血酶原时间（PT）、活化部分凝血活酶时间（APTT）、国际标准化比值（INR）和 D - 二聚体。此外，还包括血栓弹力描记图（TEG）等。

五、治疗

（一）病因治疗

休克所导致的组织器官损害的程度与容量丢失量和休克持续时间直接相关。如果休克持续存在，细胞缺氧不能缓解，休克病理生理改变将进一步恶化。所以，尽快纠正引起容量丢失的病因是治疗低血容量休克的基本措施。多项研究表明尽可能缩短创伤至接受决定性手术的时间能够改善预后，提高存活率。对医生进行 60 分钟初诊急救时间限制的培训后，可以明显降低失血性休克患者的死亡率。大样本的回顾分析发现：在手术室死亡的创伤失血患者主要原因是延迟入室，并且应该能够避免。进一步研究提示，对于出血部位明确的失血性休克患者，早期进行手术止血非常的必要，一个包括 271 例的回顾对照研究提示，早期手术止血可以提高存活率。对于存在失血性休克又无法确定出血部位的患者，进一步评估很重要。因为只有早期发现、早期诊断才能早期进行处理。目前的临床研究提示，对于多发创伤和以躯干损伤为主的失血性休克患者，床边超声可以早期明确出血部位从而早期提示手术的指征；另有研究证实：CT 检查比床边超声有更好的特异性和敏感性。

（二）液体复苏

液体复苏治疗时可以选择晶体溶液（如生理盐水和等张平衡盐溶液）和胶体溶液（如白蛋白和人工胶体）。由于 5% 葡萄糖溶液很快分布到细胞外间隙，因此不推荐用于液体复苏治疗。

1. 晶体液

液体复苏治疗常用的晶体液为生理盐水和乳酸林格液。在一般情况下，输注晶体液后会进行血管内外再分布，大部分将迅速分布于血管外间隙。因此，低血容量休克时若以大量晶体液进行复苏，可以引起血浆蛋白的稀释以及胶体渗透压的下降，同时出现组织水肿。但是，应用两者的液体复苏效果没有明显差异。另外，生理盐水的特点是等渗，但含氯高，大量输注可引起高氯性代谢性酸中毒；平衡盐溶液，如乳酸林格液的特点在于电解质组成接近生理，含有少量的乳酸。一般情况下，其所含乳酸可在肝脏迅速代谢，大量输注乳酸林格液应该考虑到其对血乳酸水平的影响。

高张盐溶液的复苏方法起源于 20 世纪 80 年代。一般情况下高张盐溶液的钠含量为 400~2 400mmol/L。近年来研究的高张盐溶液包括高渗盐右旋糖酐注射液（HSD）、高渗盐注射液（HS）及 11.2% 乳酸钠等高张溶液，其中以前两者为多见。研究表明，休克复苏时 HSD 扩容效率优于 HS 和生理盐水，但是，对死亡率没有影响。迄今为止，没有足够循证医学证据证明高张盐溶液作为复苏液体更有利于低血容量休克复苏。一般认为，高张盐溶液通过使细胞内水进入循环而扩充容量。有研究表明，在出血情况下，应用 HSD 和 HS 可以改善心肌收缩力和扩张毛细血管前小动脉。其他有关其对微循环以及炎症反应等的影响的基础研究正在进行中，最近一项对创伤失血性休克患者的研究，初步证明高张盐溶液的免疫调理作用。对存在颅脑损伤的患者，有多项研究表明，由于可以很快升高平均动脉压而不加剧脑水肿，因此高张盐溶液可能有很好的前景，但是，目前尚缺乏大规模的颅脑损伤高张盐溶液使用的循证医学证据。一般认为，高张盐溶液主要的危险在于医源性高渗状态及高钠血症，甚至因此而引起的脱髓鞘病变，但在多项研究中此类并发症发生率很低。

2. 胶体液

目前有很多不同的胶体液可供选择，包括白蛋白等血液制品和人工胶体，如：羟乙基淀粉、明胶及右旋糖酐等。

白蛋白是一种天然的血浆蛋白质，在正常人体构成了血浆胶体渗透压的75% ~80%，白蛋白的分子质量约66 000 ~69 000Da。目前，人血白蛋白制剂有5%、10%、20%和25%几种浓度。作为天然胶体，白蛋白构成正常血浆中维持容量与胶体渗透压的主要成分，因此在容量复苏过程中常被选择用于液体复苏。但白蛋白价格昂贵，并有传播血源性疾病的潜在风险。

目前临床应用的人工胶体均可达到容量复苏的目的。不同的胶体理化性质以及生理学特性不同，在应用安全性方面，对肾功能的影响、对凝血的影响以及可能的过敏反应这些临床关注点是一致的。

3. 复苏治疗时液体的选择

胶体溶液和晶体溶液的主要区别在于胶体溶液具有一定的胶体渗透压，胶体溶液和晶体溶液的体内分布也明显不同。研究表明，应用晶体液和胶体液滴定复苏达到同样水平的充盈压时，它们都可以同等程度的恢复组织灌注。多个荟萃分析表明，对于创伤、烧伤和手术后的患者，各种胶体溶液和晶体溶液复苏治疗并未显示对患者病死率的不同影响。其中，分析显示，尽管晶体液复苏所需的容量明显高于胶体液，两者在肺水肿发生率、住院时间和28天病死率方面差异均无显著意义。现有的几种胶体溶液在物理化学性质、血浆半衰期等方面均有所不同。

4. 复苏液体的输注

（1）静脉通路的重要性：低血容量休克时进行液体复苏刻不容缓，输液的速度应快到足以迅速补充丢失液体，以改善组织灌注。因此，在紧急容量复苏时必须迅速建立有效的静脉通路。中心静脉导管以及肺动脉导管的放置和使用应在不影响容量复苏的前提下进行。

（2）容量负荷试验与容量复苏：一般认为，容量负荷试验的目的是判断容量反应性，可提高容量复苏的准确性及减少容量过度负荷的风险。容量复苏包括以下四方面：液体的选择，输液速度的选择，时机和目标的选择和安全性限制。后两条可简单归纳为机体对容量负荷的反应性和耐受性，对于低血容量休克血流动力学状态不稳定的患者应该积极使用容量负荷试验。

（三）输血治疗

输血及输注血制品在低血容量休克中应用广泛。失血性休克时，丧失的主要是血液，但是，在补充血液、容量的同时，并非需要全部补充血细胞成分，也应考虑到凝血因子的补充。同时，应该认识到，输血也可能带来的一些不良反应甚至严重并发症。

1. 浓缩红细胞

为保证组织的氧供，血红蛋白降至 70g/L 时应考虑输血。对于有活动性出血的患者、老年人以及有心肌梗死风险者，血红蛋白保持在较高水平更为合理。无活动性出血的患者每输注 1 个单位（200mL）的红细胞其血红蛋白升高约 10g/L，红细胞比容升高约 3%。输血可以带来一些不良反应如血源传播疾病、免疫抑制、红细胞脆性增加、残留的白细胞分泌促炎和细胞毒性介质等。资料显示，输血量的增加是预测患者不良预后的独立因素。目前，临床一般制订的输血指征为血红蛋白 ≤ 70g/L。

2. 血小板

血小板输注主要适用于血小板数量减少或功能异常伴有出血倾向的患者。血小板计数 $< 50 \times 10^9/L$，或确定血小板功能低下，可考虑输注。对大量输血后并发凝血异常的患者联合输注血小板和冷沉淀可显著改善止血效果。

3. 新鲜冰冻血浆

输注新鲜冰冻血浆的目的是补充凝血因子的不足，新鲜冰冻血浆含有纤维蛋白原与其他凝血因子。有研究表明，多数失血性休克患者在抢救过程中纠正了酸中毒和低体温后，凝血功能仍难以得到纠正。因此，应在早期积极改善凝血功能。大量失血时输注红细胞的同时应注意使用新鲜冰冻血浆。

4. 冷沉淀

内含凝血因子 V、Ⅷ、Ⅻ、纤维蛋白原等，适用于特定凝血因子缺乏所引起的疾病以及肝移植围术期肝硬化食管静脉曲张等出血。对大量输血后并发凝血异常的患者及时输注冷沉淀可提高血液循环中凝血因子及纤维蛋白原等凝血物质的含量，缩短凝血时间、纠正凝血异常。

5. 凝血酶原复合物和纤维蛋白原

凝血酶原复合物含凝血因子Ⅱ、Ⅶ、Ⅸ及Ⅹ，由健康人混合血浆提取制成。因子Ⅸ参与内源性凝血系统，在因子Ⅺa及Ca^{2+}存在的情况下，可转化为因子Ⅸa，进而连同因子Ⅷ、Ⅹa，促进凝血酶原转化为凝血酶。因子Ⅶ参与外源性凝血过程，在因子Ⅹa和Ⅸa存在的情况下可转化为因子Ⅶa，并与组织因子共同活化因子Ⅹ，促进凝血酶生成。当因子Ⅶ缺乏时，补充凝血酶原复合物亦可预防及治疗出血。因香豆素类药物及茚满二酮抑制维生素K合成，从而影响因子Ⅱ、Ⅶ、Ⅸ及Ⅹ的活化，给予本药可对抗其抗凝作用。浓缩剂静脉注射后10～30分钟达血药峰浓度。因子Ⅸ的分布半衰期为3～6小时，消除半衰期为18～32小时。

纤维蛋白原一种由肝脏合成的具有凝血功能的蛋白质，是纤维蛋白的前体。分子量340 000，半衰期4～6日。血浆中参考值2～4g/L。纤维蛋白原由α、β、γ三对不同多肽链所组成，多肽链间以二硫键相连。在凝血酶作用下，α链与β链分别释放出A肽与B肽，生成纤维蛋白单体。

当然，大量失血引起的凝血因子丢失，或各种原因引起DIC，或严重肝功能异常时，发生出血或具有出血风险时，可以补充凝血酶原复合物或纤维蛋白原。

6. 凝血因子Ⅶa

重组人凝血因子Ⅶa，适应证为下列患者群体的出血发作及预防在外科手术过程中或有创操作中的出血：凝血因子Ⅷ或Ⅸ的抑制物＞5BU的先天性血友病患者；预计对注射凝血因子Ⅷ或凝血因子Ⅸ具有高记忆应答的先天性血友病患者；获得性血友病患者；先天性FⅦ缺乏症患者；具有GPⅡb/Ⅲa和（或）HLA抗体和既往或现在对血小板输注无效或不佳的血小板无力症患者。大量失血后考虑凝血因子Ⅶa丢失过多导致活动性出血时可以考虑应用。

（四）血管活性药与正性肌力药

低血容量休克的患者一般不常规使用血管活性药，临床通常仅对于足够的液体复苏后仍存在低血压或者输液还未开始的严重低血压患者，才考虑应用血管活性药。正性肌力药仅用于在治疗过程中出现心功能抑制或相关并发症引起心功能不全同时有证据表明心排血量不足时。

（五）纠正酸中毒

低血容量休克时的有效循环量减少可导致组织灌注不足，产生代谢性酸中毒，其严重程度与创伤的严重性及休克持续时间相关。一项前瞻性、多中心的研究显示，碱缺失降低明显与低血压、凝血时间延长、高创伤评分相关。碱缺失的变化可以提示早期干预治疗的效果。有学者对 3 791 例创伤患者回顾性死亡因素进行分析发现，80% 的患者有碱缺失，BE < −15mmol/L，死亡率达到 25%。研究乳酸水平与 MODS 及死亡率的相关性发现，低血容量休克血乳酸水平 24 ~48 小时恢复正常者，死亡率为 25%，48 小时未恢复正常者死亡率可达 86%，早期持续高乳酸水平与创伤后发生 MODS 明显相关。

快速发生的代谢性酸中毒可能引起严重的低血压、心律失常和死亡。临床上使用碳酸氢钠能短暂改善休克时的酸中毒，但是，不主张常规使用。研究表明，代谢性酸中毒的处理应着眼于病因处理、容量复苏等干预治疗，在组织灌注恢复过程中酸中毒状态可逐步纠正，过度的血液碱化使氧解离曲线左移，不利于组织供氧。

（六）肠黏膜屏障功能的保护

失血性休克时，胃肠道黏膜低灌注、缺血缺氧发生得最早、最严重。胃肠黏膜屏障功能迅速减弱，肠腔内细菌或内毒素向肠腔外转移机会增加。此过程即细菌易位或内毒素易位，该过程在复苏后仍可持续存在。近年来，人们认为肠道是应激的中心器官，肠黏膜的缺血再灌注损伤是休克与创伤病理生理发展的不利因素。保护肠黏膜屏障功能，减少细菌与毒素易位，是低血容量休克治疗和研究工作重要内容。

（七）体温控制

严重低血容量休克常伴有顽固性低体温、严重酸中毒、凝血障碍。失血性休克合并低体温是一种疾病严重的临床征象，回顾性研究显示，低体温往往伴随更多的血液丢失和更高的病死率。低体温（ <35℃ ）可影响血小板的功能、降低凝血因子的活性、影响纤维蛋白的形成。低体温增加创伤患者严重出血的危险性，是出血和病死率增加的独立危险因素。但是，在合并颅脑损伤的患者控制性降温和正常体温相比显示出一定的积极效果，荟萃研究显示，对颅脑损伤

的患者可降低病死率，促进神经功能的恢复。另一个荟萃分析显示控制性降温不降低病死率，但对神经功能的恢复有益。入院时 GCS 评分在4~7分的低血容量休克合并颅脑损伤患者能从控制性降温中获益，应在外伤后尽早开始实施，并予以维持。

六、复苏终点与预后评估指标

（一）临床指标

对于低血容量休克的复苏治疗，以往人们经常把神志改善、心率减慢、血压升高和尿量增加作为复苏目标。然而，在机体应激反应和药物作用下，这些指标往往不能真实地反映休克时组织灌注的有效改善。有报道高达50%~85%的低血容量休克患者达到上述指标后，仍然存在组织低灌注，而这种状态的持续存在最终可能导致病死率增高；因此，在临床复苏过程中，这些传统指标的正常化不能作为复苏的终点。

（二）氧输送与氧消耗

低血容量休克的特点为氧输送低下，因此提高氧输送是治疗的关键。然而，有研究表明这些该指标并不能够降低创伤患者的病死率，有学者发现复苏后经过治疗达到超正常氧输送指标的患者存活率较未达标的患者无明显改善。然而，也有研究指出，复苏早期已达到上述指标的此类患者，存活率明显上升。因此，严格地说，该指标可作为一个预测预后的指标，而非复苏终点目标。

（三）混合静脉氧饱和度（SvO_2）

SvO_2 的变化可反映全身氧摄取，在理论上能表达氧供和氧摄取的平衡状态。River 等以此作为感染性休克复苏的指标，使死亡率明显下降。目前，缺乏 SvO_2 在低血容量休克中研究的证据，除此以外，还缺少 SvO_2 与乳酸、DO_2 和胃黏膜 pH 作为复苏终点的比较资料。

（四）血乳酸

血乳酸的水平、持续时间与低血容量休克患者的预后密切相关，持续高水平的血乳酸（>4mmol/L）预示患者的预后不佳。血乳酸清除率比单纯的血乳酸值能更好地反映患者的预后。以乳酸清除率正常化作为复苏终点优于 MAP 和尿量，也优于 DO_2、VO_2 和 CI。以达到血乳酸浓度正常（≤2mmol/L）为标准，复苏的第一个 24 小时血乳酸浓度恢复正常（≤2mmol/L）极为关键，在此时间内血乳酸降至正常的患者，在病因消除的情况下，患者的生存率明显增加。

（五）碱缺失

碱缺失可反映全身组织酸中毒的程度。碱缺失可分为三种程度：轻度（-5～-2mmol/L），中度（≥-15mmol/L～<-5mmol/L），重度（<-15mmol/L）。碱缺失水平与创伤后第一个 24 小时晶体和血液补充量相关，碱缺失加重与进行性出血大多有关。对于碱缺失增加而似乎病情平稳的患者须细心检查有否进行性出血。多项研究表明，碱缺失与患者的预后密切相关，其中一项前瞻性、多中心的研究发现：碱缺失的值越低，MODS 发生率、死亡率和凝血障碍的概率越高，住院时间越长。

（六）其他

皮肤、皮下组织和肌肉血管床可用来更直接地测定局部细胞水平的灌注。经皮或皮下氧张力测定、近红外线光谱分析及应用光导纤维测定氧张力测定等新技术已将复苏终点推进到细胞和亚细胞水平。但是，缺乏上述技术快速准确的评价结果及大规模的临床验证。

七、未控制出血的失血性休克复苏

未控制出血的失血性休克是低血容量休克的一种特殊类型，常见于严重创伤（贯通伤、血管伤、实质性脏器损伤、长骨和骨盆骨折、胸部创伤、腹膜后血肿等）、消化道出血、妇产科出血等。未控制出血的失血性休克患者死亡的原因主要是大量出血导致严重持续的低血容量休克甚至心搏骤停。

大量基础研究证实，失血性休克未控制出血时早期积极复苏可引起稀释性凝血功能障碍；血压升高后，血管内已形成的凝血块脱落，造成再出血；血液过度稀释，血红蛋白降低，减少组织氧供；并发症和病死率增加。因此提出了控制性液体复苏（延迟复苏），即在活动性出血控制前应给予小容量液体复苏，在短期允许的低血压范围内维持重要脏器的灌注和氧供，避免早期积极复苏带来的副作用。动物试验表明，限制性液体复苏可降低死亡率、减少再出血率及并发症。

有研究比较了即刻复苏和延迟复苏对躯体贯通伤的创伤低血压患者（收缩压＜90mmHg）死亡率和并发症的影响，即刻复苏组死亡率显著增高，急性呼吸窘迫综合征、急性肾衰竭、凝血障碍、严重感染等的发生率也明显增高。回顾性临床研究表明，未控制出血的失血性休克患者现场就地早期复苏病死率明显高于到达医院延迟复苏的患者。另一项临床研究也发现活动性出血早期复苏时将收缩压维持在 70 或 100mmHg 并不影响患者的病死率，其结果无差异可能与患者病例数少、病种（钝挫伤占 49％，穿透伤占 51％）、病情严重程度轻和研究中的方法学有关，其限制性复苏组的平均收缩压也达到了 100mmHg。另外，大量的晶体复苏还增加继发性腹腔室间隔综合征的发病率。对于非创伤性未控制出血的失血性休克，有研究显示在消化道出血的失血性休克患者，早期输血组再出血率明显增加。但早期限制性液体复苏是否适合各类失血性休克，需维持多高的血压，可持续多长时间尚未有明确的结论。然而，无论何种原因的失血性休克，处理首要原则必须是迅速止血，消除失血的病因。

对于颅脑损伤患者，合适的灌注压是保证中枢神经组织氧供的关键。颅脑损伤后颅内压增高，此时若机体血压降低，则会因脑血流灌注不足而继发脑组织缺血性损害，进一步加重颅脑损伤。因此，一般认为对于合并颅脑损伤的严重失血性休克患者，宜早期输液以维持血压，必要时合用血管活性药物，将收缩压维持在正常水平，以保证脑灌注压，而不宜延迟复苏。允许性低血压在老年患者应谨慎使用，在有高血压病史的患者也应视为禁忌。

第二节　心源性休克

心源性休克（cardiogenic shock）是 ICU 中常见的休克类型，近二三十年来，由于血流动力学以及代谢方面监测的开展与提高，大大地增加了对心源性休克的病理生理机制的认识。一些新治疗技术的发展，如循环辅助装置及心脏外科手术等，虽取得了一定的效果，但本病病死率未见明显下降，仍超过50％，值得临床努力加以研究与改进。

一、概述

心源性休克是指由于心肌功能异常导致的心脏泵功能下降、心排血量降低而引起的休克。心肌功能异常包括心肌收缩功能异常和舒张功能异常，理论上两者可以单独或同时存在。除心肌本身的病变外，心律失常也是引起心肌功能异常的常见原因。心律失常包括心率快慢的异常和心脏节律的异常。应注意的是，瓣膜类疾病、心包类疾病等引起休克一般属于梗阻性休克。心源性休克核心是心排血量减低引起的低血压与组织灌注不足。而在有慢性疾病的患者如难治性充血性心力衰竭中血压可以达到 90mmHg 或接近 90mmHg，只能称为低血压，而不能称为休克，因为休克除了低血压外，组织灌注不足仍是必需的。甚至在 SHOCK 多中心登记资料中，休克诊断中无低血压，而是根据组织灌注不足、低心排血量、左室充盈压的升高，它认为血压之所以维持在 90mmHg 左右是由于代偿性的系统血管收缩保持高的血管阻力，但它的预后和低血压休克一样，仍是引起死亡的主要原因。

二、病因

凡是能够使心排血量急剧减少的各种原因，均可引起心源性休克。急性心肌梗死是心源性休克最常见的原因，据国外报道 80 万 ~ 100 万例急性心肌梗死中，休克的发生率为 10% ~ 20%，休克的病死率为 87%。

三、血流动力学特点

心源性休克的病理生理机制复杂，但主要还是由于原发心脏问题，如急性心肌梗死、心脏外科术后导致的心排血量下降，组织灌注不足，其血流动力学特点如下。

（一）泵功能异常导致的心排血量下降

1. 心肌部分坏死致心肌收缩与舒张功能受损，心排血量降低、缺血性损伤或细胞死亡所造成的大块心肌病变是导致心肌收缩力减退和引起休克的决定性因素。Alonso 等观察了 22 例死于休克的急性心肌梗死患者，发现 50% 以上的左心室心肌丧失功能；与此对比，10 例猝死但无休克者，只有 25% 以下的心肌丧失功能。证实了可收缩心肌量的显著减低是心肌梗死发生休克综合征的根本原因，并由此导致一系列病理生理变化。首先导致动脉压减低，从而使凭借主动脉灌注压力的冠状动脉血流量减少，这又进一步损害心肌功能，并可扩大心肌梗死的范围，加上随之而来的心律失常和代谢性酸中毒，可促进上述结果的恶化（图 1 - 1）。

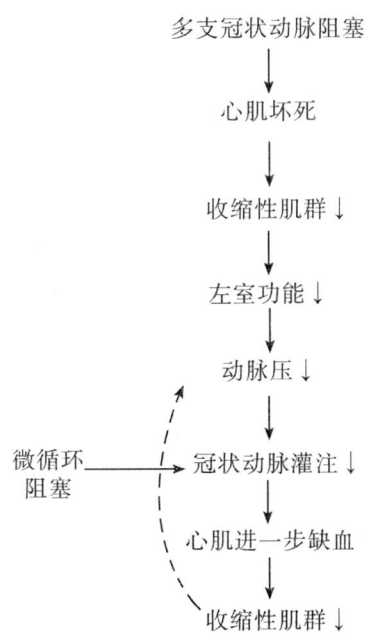

多支冠状动脉阻塞

↓

心肌坏死

↓

收缩性肌群↓

↓

左室功能↓

↓

动脉压↓

↓

微循环阻塞 —— 冠状动脉灌注↓

↓

心肌进一步缺血

↓

收缩性肌群↓

图 1 - 1　AMI 引起心源性休克和进行性循环衰竭的恶性循环

由于急性心肌梗死合并心源性休克时，心搏出量急性下降，在静脉回流无变化的情况下，使心室内残余血量增加，心肌纤维伸展的强度增加。根据 Frank - Starling 机制，心肌纤维伸展增强，长度增加，可使心排血量相应增加。Ross 等研究表明，心室充盈压在 2.67kPa（20mmHg）范围内，心搏出量的上升与压力的上升相平行；急性心包伸展障碍和急性梗死区域的心肌僵硬，均影响心室舒张期进一步扩张和充盈。由于充盈压上升，使心肌，特别是心内膜下心肌的灌注进一步减少。心搏出量的下降，还可影响心肌的化学和压力感受器与主动脉弓和颈动脉窦内压力感受器之间的关系，使之趋向于强烈的反调节。此过程称为交感肾上腺反应，其结果是强烈地刺激了肾上腺，并使节后交感神经末梢释放儿茶酚胺。所以在急性心肌梗死伴有心源性休克时，血中儿茶酚胺比无并发症者明显增高。交感肾上腺反应可以使尚有收缩能力的心肌纤维的收缩力增强，还使心率加快，两者均使心肌耗氧量增加。此外，这一反应还可刺激周围血管的 α 受体，使血管收缩，其作用主要是维持动脉血压，并保证足够的冠状动脉灌注。这一点有决定性的意义，因为灌注压如低于 8.66～9.33kPa（65～70mmHg），冠状动脉血流将不成比例地急剧下降。如原有冠状动脉狭窄，灌注量进一步减低，心肌缺血更为严重，坏死区域继续扩大，心排血量更为降低，心室充盈压继续上升，影响心肌灌注，构成恶性循环（图1-2）。

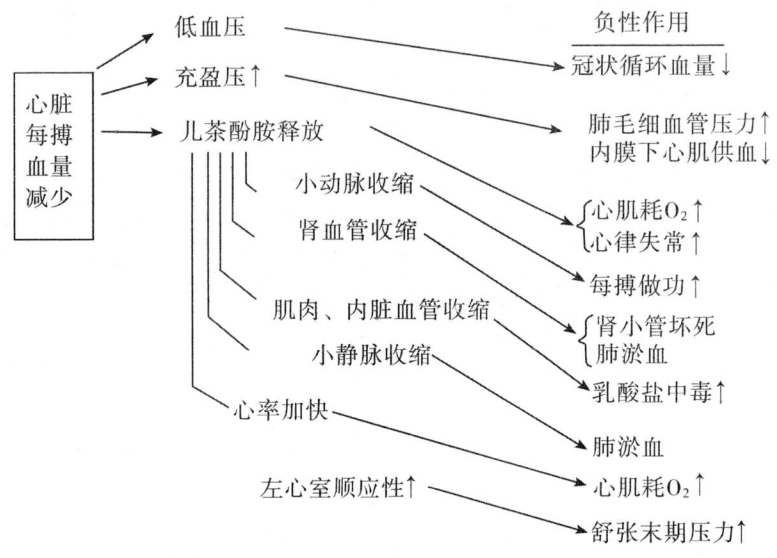

图1-2　心肌梗死合并休克的恶性循环

2. 心肌收缩运动不协调，心排血量降低

梗死部位的心肌不仅本身不很好地收缩，且在梗死发生的早期，由于梗死的心肌尚保持一定的顺应性，在正常心肌收缩时，该部位被动地拉长，且向外膨出。这种不协调的心室收缩现象，严重影响了心脏做功，其作用犹如二尖瓣关闭不全。继之梗死心肌变得僵硬，心脏收缩时梗死部位不再被拉长，但也不能起收缩作用，同样表现为心脏收缩期运动不协调，即未梗死部位的心肌必须增加舒张期长度以保持适当的心排血量。如果左室有大片心肌梗死，则剩余心肌即使最大限度地伸长也不能维持心排血量，每搏心排血量便明显降低。虽心率增加也不能使每分心排血量适应全身循环的需要。

3. 心律失常，心排血量降低

正常心脏能适应较大范围的心率变化，缺血心脏的这种适应能力明显减弱。急性心肌梗死发生快速心律失常可引起严重的心排血量降低。发生慢性心律失常时，由于心脏贮备已经不足，心跳减慢本身即可成为心排血量降低的原因，或使已经降低的心排血量进一步减少。

4. 其他

心肌自体抗原作用，影响心脏泵功能。

近年来，有人提出起源坏死心肌的自体抗原，可能在急性心肌梗死休克的发生发展中起一定的作用。试验发现心肌梗死患者循环血液中存在自体抗原。梗死发生后 6 小时自体抗原开始释放入血，并随时间的延长，其滴定度上升。如将心肌梗死的自体抗原静脉注入正常狗及致敏狗，可引起血压下降，心率增加。可见心肌自体抗原具有降压及心肌毒性作用，为此成为急性心肌梗死休克的附加发病因素。

（1）心肌抑制因子：Glenn 等证实心源性休克以及其他休克过程中，血液循环中存在一种心肌抑制因子（MDF）。MDF 为一多肽类，胰腺因为缺血，其中的溶酶体便解体，酸性蛋白酶使内源性蛋白质分解，产生 MDF。MDF 可使心肌收缩力明显减弱，从而加重休克的进展。

（2）其他附加因素：虽然急性心肌梗死合并休克的基本发病环节是心肌部分坏死，导致心排血量的降低，但是血容量不足或恶心、呕吐、大量失水、异位心律等可能成为促进休克发生发展的因素。

（二）体循环阻力增高

应该认识到，心源性休克时，外周的阻力高的原因是继发于心排血量的明显减低。无论是心脏舒张功能还是收缩功能受损，无论左心还是右心，只要出现心排血量减低，均可引起外周阻力增加。

（三）心室充盈压增高和静脉系统淤血

泵功能衰竭是心源性休克关键问题，可以表现为射血分数正常和射血分数减低。心室充盈压升高是心功能不全的特征之一；心室射血分数正常的患者，心室充盈压升高是心室舒张功能不全的主要指标。因此，心室充盈压增高是核心环节，右心室增高可直接引起体循环静脉系统淤血；左心室充盈压力增加肺静脉系统淤血、肺高压，出现右心功能异常，右心室充盈压力增加，最终引起体循环静脉系统淤血。左心室充盈压力急性明显增高也可以直接通过室间隔影响右心室顺应性，导致右心室充盈压力增加，体循环静脉系统淤血。

四、诊断

目前一般认为心源性休克的临床诊断标准为：①收缩压降至 <90mmHg 或平均动脉压 <65mmHg 持续 30 分钟及以上，或需要应用血管活性药物维持收缩压≥90mmHg。②心排血量下降。③有器官灌注不良的表现，符合至少有如下一个标准：a. 如精神改变，昏迷或烦躁；b. 皮肤苍白湿冷，四肢厥冷；c. 尿量减少 <20mL/h；d. 乳酸升高。④静脉系统淤血或心室充盈压增加。

实际上，心源性休克的临床诊断是一个动态的过程。有分析显示，心源性休克诊断标准的不同可导致预后的显著差异。在诊断左室功能损害引起心源性休克时，必须排除二尖瓣反流和其他机械性并发症，如室间隔穿孔、室壁瘤和假性室壁瘤。在二尖瓣重度反流时，根据肺动脉楔压来估计的左室充盈压可能发生错误的判断，因为左房压力曲线高大 V 波使左房舒张末期平均压力升高。AMI 患者发生循环衰竭时，应首先注意排除机械性并发症并进行紧急的血流动力学监测、冠状动脉造影、超声心动图检查。

心源性休克的临床诊断关键在于早期识别，以下诊断依据必须得到充分的重视：

1. 有急性心肌梗死、急性心肌炎、原发或继发性心肌病、严重的恶性心律失常、具有心肌毒性的药物中毒、急性心脏压塞以及心脏手术等病史。

2. 早期患者烦躁不安、面色苍白，诉口干、出汗，但神志尚清；后逐渐表情淡漠、意识模糊、神志不清直至昏迷。

3. 体检发现心率逐渐增快，常 > 120 次/分。收缩压 < 10.7kPa（80mmHg），脉压 <2.67kPa（20mmHg），后逐渐降低，严重时血压测不出。脉搏细弱，四肢厥冷，肢端发绀，皮肤出现花斑样改变。心音低钝，严重者呈单音律。尿量 <20mL/h，甚至无尿。休克晚期出现广泛性皮肤、黏膜及内脏出血，即弥散性血管内凝血的表现，以及多器官衰竭。

4. 血流动力学监测提示心脏指数降低、左室舒张末压升高等相应的血流动力学异常。

五、监测

心源性休克病情进展快，死亡率较高，为此应严密观察病情和不断根据患者的血流动力学、呼吸以及代谢状态制订合理的治疗方案。心源性休克患者的监测内容如下。

（一）临床特征的监测

患者的临床主诉和体征的监测，在众多的新技术面前，仍然是十分重要和不可替代的。烦躁、神志淡漠、冷汗、体温下降、脉快等，是休克的重要征候。这些指标可以帮助医师更早地发现或确诊病情的变化。这些提示有时是仪器所无法代替的。心源性休克患者应有以下一些临床特征：①血压降低，收缩压低于 11.7kPa（80mmHg）或者原有高血压者，其收缩压下降幅度超过 4.0kPa（30mmHg）。②心率增加、脉搏细弱。③面色苍白、肢体发凉、皮肤湿冷有汗。④有神志障碍。⑤尿量每小时少于 20mL。⑥除外由于疼痛、缺氧、继发于血管迷走反应、心律失常、药物反应或低血容量血症等因素的影响。急性心肌梗死患者出现第一心音减弱可认为有左心收缩力下降；当出现奔马律时，即可认为左心衰竭的早期衰竭现象；新出现的胸骨左缘响亮的收缩期杂音，提示有急性室间隔穿孔或乳头肌断裂所致急性二尖瓣反流，如杂音同时伴有震颤或出现房室传导阻滞，都支持室间隔穿孔的诊断。以上有特征性的临床表现与体征均应密切地动态监测，这也是心源性休克患者最基本的监测内容。

（二）血流动力学的监测

休克时的血流动力学监测包括：有创和无创动静脉压、心排血量（CO）、右房压（RAP）、肺动脉压（PAP）、肺动脉楔压（PAWP）、心脏指数（CI）、体循环阻力、肺循环阻力等。有的监测数据要靠放置动静脉导管、漂浮导管（Swan - Ganz 导管）获得，后者可能增加患者的并发症发生率。

1. 血压的监测

包括无创和有创方法，仍然是心源性休克时的最重要、最基本的监测手段。关键的是要特别注意对数据的正确评价，强调利用它的"及时性"。严重休克和血压不稳定的患者，使用直接有创血压监测更为有效和安全。脉搏血氧饱和度（SpO_2）的波幅和波形变化，可以间接及时地了解血压和周围血流的变化。低于 12kPa（90mmHg）的收缩压对 60 岁以上、合并各种隐匿肾病患者是危险的。这些患者的肾脏对缺血缺氧的耐受性大大降低。所以应尽量并迅速将这类患者的血压维持在 13.3kPa（100mmHg）以上。

2. 中心静脉压（CVP）的监测

中心静脉压反映的是右心室的前负荷，因此，常常作为一种临床简单、实用的容量指标。虽然，近几年对中心静脉压绝对数值本身包含的临床意义，许多学者提出了异议，但作为一种低创的监测指标，尤其是动态监测中心静脉压的变化，仍不失为一种极佳的临床血流动力学监测方法。对心源性休克患者，适当维持较高的中心静脉压水平，以满足足够的右心室前负荷，对于增加左心室排量有一定的帮助。

3. 肺动脉漂浮导管（Swan-Ganz）的测定

ACC/AHA 对 AMI 的治疗指南推荐插入肺动脉导管（Swan-Ganz）作为心源性休克患者有创监测的Ⅰ类适应证。同时，也被作为高风险的心脏外科患者术中与术后管理的常规手段。Swan-Ganz 导管能提供有价值的血流动力学信息，包括肺动脉楔压（PAWP）、肺动脉压、热稀释法心排血量、中心静脉压等，同样可以测量混合静脉氧饱和度，这些参数有助于指导治疗。

心源性休克时，血流动力学表现为严重的左心室功能衰竭；心脏每搏做功降低，每搏血量减少，因而导致左心室舒张末压或充盈压上升，以及心排血量下降。此外，按一般规律，心排血量降低均会引起外周阻力的代偿性升高，心肌梗死患者中大部分心排血量的降低可由全身血管阻力的代偿性升高而得到代偿，血压不致明显下降。而在急性心肌梗死合并休克时，相当一部分患者的全身血管阻力（SVR）并没有预期的代偿性升高，而是处于正常或偏低的状态。因为心肌梗死时全身血管阻力受两种相反作用的影响。一种作用是心排血量降低，使主动脉弓和颈动脉窦的压力感受器的冲动减少，反射性地引起交感传出冲动增加，SVR 升高。另一种作用是心室壁内的牵张感受器受牵引，拉长时反射性抑制交感中枢而使交感传出冲动减少，SVR 降低，上述两种相反作用的力量对比决定着 SVR 的变化方向。因此，在急性心肌梗死休克时，SVR 的变化很不一致，这不仅是因为心排血量降低的程度不同，而且还由于上述两种反射效应的相对强度不同所致。因此在急性心肌梗死合并及不合并休克时心脏指数（CI）、平均动脉压（MAP）、左室做功指数（LVWI）均有明显差异，而两者的 SVR 变化不完全一致，即多数表现增高，部分正常，少数则降低。心肌梗死休克时由于组织的血液灌注量减少，因而出现动脉血氧降低、高或低碳酸血症、代谢性酸中毒、血中乳酸盐增加等改变。

肺动脉舒张压、PAWP 以及心排血量等指标可作为鉴别心源性休克和血容量不足引起的低血压的重要依据。分析血流动力学监测所获得的数据，可以辨别心源性休克是否合并绝对循环血容量不足。根据血流动力学的结果，决定是否补液以及补液量。PAWP≤14mmHg，在 30 分钟内给予补液 250mL，如果血压回升，尿量增加，肺内无湿啰音或湿啰音无增加，测 PAWP 仍 <14mmHg，CI < 2.2L／（min·m²），可在 1 小时内继续补液 250～500mL，直至低血压纠正，PAWP 升至 15～18mmHg 为止。如果粗测 PAWP 在 15～18mmHg 水平，可于 15 分钟内输液 100mL，监测 PAWP、CI、BP 和肺内湿啰音变化。在 PAWP≥18mmHg时，应停止扩容治疗，必要时加用利尿剂或（和）血管活性药物，在治疗过程中要密切观察 PAWP 变化，至少每 15～20 分钟测 1 次，并据此调整血管活性药物的应用。

4. 超声评估血流动力学指标

应用常规心脏超声［经胸和（或）经食管］检查为明确相关的原因，如（心脏舒张/收缩功能改变，特殊的结构异常如，腱索断裂、乳头肌功能不全、室间隔穿孔等）非常重要。同时，可进行血流动力学评估，包括：心脏功能和心排血量测量，容量状态和容量反应性评估及并发症（如心脏压塞）等的诊断，达到为血流动力学治疗提供依据的目的。

（三）重要脏器功能监测

1. 呼吸功能监测

心源性休克时的呼吸功能监测包括有无呼吸困难体征、呼吸次数、血气、PaO_2/FiO_2 值、胸片、潮气量、肺顺应性、$A-aDO_2$ 等。

2. 心功能和心肌供血监测

心肌缺血、心律失常、心力衰竭及肺水肿等变化会加速或加重 MODS 或 MOF 的发生。监测项目包括持续心电图、血流动力学（见前述）、肺水含量等。

3. 中枢神经系统监测

神志、神经系统体征、瞳孔、球结膜有无水肿等、Glasgow 评分。警惕缺氧、低灌注、脑水肿对中枢神经系统造成的损害。保持脑灌注压 > 10.7kPa（80mmHg）。在诊断和控制脑水肿有困难时，可以进行颅内压监测。

4. 肾功能监测

尿液监测是休克时反映肾功能状况最敏感、最及时的信息。除了每小时尿量、尿比重、尿电解质、尿 BUN、尿肌酐，以及血液肌酐、BUN、电解质外，少数患者可以不出现少尿症状，或者早期的肾损伤不表现为尿量减少。此外，尿比重会受到尿里溶质含量（如尿糖）的影响。尿量的增减也受治疗因素的影响（如使用利尿剂、大量输液）。因此，应当同时进行尿比重、尿 BUN、尿肌酐含量的实时监测。尿内 BUN 和肌酐含量的下降，往往表明肾功能开始受损。

5. 血液系统监测

心源性休克时，由于微循环的变化可导致凝血机制出现障碍。一旦休克纠正、补充凝血成分后就很快恢复正常。如果血小板进行性下降、凝血机制指标进一步恶化、出现出血倾向，结合纤维蛋白降解产物（FDP）＞40mg/L（40μg/dl），即应考虑 DIC。

六、处理

心源性休克的治疗目的是使心排血量达到保证组织器官有效灌注的水平，包括病因治疗与血流动力学支持两个方面。

病因治疗指纠正引起心源性休克各种原因，其中最常见的就是急性心肌梗死，应用冠脉血管再通，全身或冠状动脉局部溶栓治疗，必要时急性冠状动脉旁路手术等。如果暂时没有病因治疗的条件，则应采取紧急维持生命功能的机械性循环辅助。

血流动力学支持的一般目标：通过正性肌力药物和（或）血管活性药物治疗可使平均动脉压（MAP）至少达到 65mmHg，或既往有高血压病史的患者允许较高的血压；心率 90～100 次/分；左室充盈压 20mmHg 以下，心脏做功降低，心排血量提高。临床上，心源性休克机械循环辅助主要包括机械性辅助循环（IABP）、ECMO 以及左室辅助等。

（一）一般处理

绝对卧床休息，有效止痛，由急性心肌梗死所致者吗啡 3～5mg 或哌替啶 50mg，静注或皮下注射，同时予地西泮、苯巴比妥。

建立有效的静脉通道，行深静脉插管。留置导尿管监测尿量。持续心电、血压、血氧饱和度监测。

氧疗：持续吸氧，氧流量一般为 4 ~ 6L/min，必要时气管插管或气管切开，人工呼吸机辅助呼吸。

（二）优化容量状态

恰当的容量负荷对于心源性休克患者至关重要。大多数初治的心源性休克患者可能都存在血容量不足的问题，此时应作容量负荷试验，在 20 ~ 30 分钟内快速输入 250 ~ 500mL 液体，观察压力、心率和新输出量的变化。如压力不增加、心率下降、CO 增加，说明前负荷不足，可继续补液；反之，须限制输液量。心源性休克时此试验可了解心脏容量负荷的状态或潜力。但它可以代表容量、心脏功能、顺应性等变化因素中的一项或多项问题。

（三）正性肌力药物

在心源性休克的治疗中虽然正性肌力药物通常能够改善患者的血流动力学状态，常可增加心肌耗氧，尚无研究显示正性肌力药物应用可以显著提高患者的住院生存率。一般认为，肾上腺素可被用作多巴酚丁胺和去甲肾上腺素联合治疗的替代治疗，但它可增加心律失常、心动过速和高乳酸血症的风险。多巴酚丁胺应被用于心源性休克时低心排血量的治疗。磷酸二酯酶抑制剂或左西孟旦不作为一线用药。

1. 儿茶酚胺类

常用药物有去甲肾上腺素、肾上腺素、异丙肾上腺素、多巴胺、多巴酚丁胺等。在低血压的情况下，肾上腺素可以提高血压和心脏指数。当血压较高时，肾上腺素不能使心肌灌注量再增加，反而使心脏指数下降，故肾上腺素仅能短期应用，待血流动力学稳定后，尽快改用较弱的升压药。但也有人认为肾上腺素可使冠状动脉狭窄段后的血供区血流量相对降低，所以不适用于急性心肌梗死后心源性休克的治疗。心源性休克时，应用低浓度 [0.03 ~ 0.15mg/（kg·min）] 去甲肾上腺素，可通过提高心肌血流量而改善心肌供氧。异丙肾上腺素虽可提高心排血量，但由于扩血管作用降低血压，而使心肌氧供减少。多巴胺是去甲肾上腺素的前体，具有对多巴胺受体、β 受体和 α 受体的兴奋作用。作用效果与应用剂量有密切关系，临床应用时应予注意。多巴酚丁胺较多巴胺有更强的 β_1 受体选择性，所以心肌的正性肌力作用更为突出，可增加心率，但收缩外周血管的作用较弱，用药后可使心脏指数提高，治疗量通常为 $5 \sim 10\mu g/(kg \cdot min)$。

多培沙明是一种静脉使用的新型儿茶酚胺类制剂，半衰期约为 7 分钟。它主要兴奋 β 肾上腺素能和 I 型多巴胺受体。β_2 肾上腺素能效应扩张小动脉，降低全身血管阻力。多巴胺能效应增加肾血流和尿量，两者都增加内脏血流。多培沙明不兴奋 β_1 受体，对心率无影响也无致心律失常作用。因其兴奋心脏 β_2 受体，抑制去甲肾上腺素的释放，所以有正性肌力作用。

2. 磷酸二酯酶抑制剂

磷酸二酯酶抑制剂能增加心脏和血管系统细胞内环腺苷酸水平，增加心肌收缩力并扩张外周血管，主要的代表药物有米力农、氨力农。米力农比氨力农正性肌力作用强，不引起血小板减少，故在心源性休克治疗中已取代氨力农。与多巴酚丁胺相比，米力农增加心排血量效果与之相同，而降低 PAWP 更有效。米力农负荷剂量为 $50 \sim 75\mu g/kg$，但 $20\mu g/kg$ 也可能有效，且不需同时使用大剂量去甲肾上腺素维持血压。米力农与常规儿茶酚胺合用可增强正性肌力效应，或用于因接受大剂量 β 受体阻滞剂或 β 受体下调而对儿茶酚胺反应降低的患者。

3. 左西孟旦

为钙离子增敏剂，通过改变钙结合信息传递而起作用。直接与肌钙蛋白相结合，使钙离子诱导的心肌收缩所必需的心肌纤维蛋白的空间构型得以稳定，从而使心肌收缩力增加，而心率、心肌耗氧无明显变化。同时具有强力的扩血管作用，通过激活腺苷三磷酸（AIP）敏感的钾通道使血管扩张，主要使外周静脉扩张，使心脏前负荷降低，对治疗心力衰竭有利。当大剂量使用时，具有一定的磷酸二酯酶抑制作用，可使心肌细胞内 cAMP 浓度增高，发挥额外的正性肌力作用。

4. 洋地黄类

在心源性休克时通常只有在伴发快速性房性心律失常时方考虑应用。目前相应指南推荐强度不高。

（四）后负荷调整

在心源性休克的血流动力学治疗过程中，后负荷调整与调整滴定心排血量息息相关。首先应该认识到，心源性休克时，外周的阻力高的原因是继发于心排血量的明显减低。临床上任何提升心排血量的治疗均能达到降低外周阻力的目的，是后负荷调整的关键组成部分；维持心脏后负荷保证足够灌注压力，也是心源性休克治疗的重要组成部分。舒张血管药物应用也可以通过改善心肌供血，改善心功能，提升心排血量。当然，当心源性休克患者合并感染等导致血管张力下降因素时，后负荷的调整即是应用血管收缩药物维持组织灌注需要的压力。在应用血管收缩药物提升血压改善外周器官灌注时，也改善了心肌供血，甚至逐渐改善心功能，达到提升心排血量的目的；有时合理镇静减低机体氧耗，降低对氧供和灌注压的需求，间接起到后负荷调整的作用。

心源性休克应使用去甲肾上腺素来维持有效灌注压，肾上腺素可被用作多巴酚丁胺和去甲肾上腺素联合治疗的替代治疗，但它可增加心律失常、心动过速和高乳酸血症的风险。应用血管活性药物（血管收缩剂和血管扩张剂）以改变血管功能和改善微循环，也是治疗心源性休克的一项重要措施。由于对休克的发生机制有了进一步的认识，对血管活性药物的应用也有一些进展。由于血管扩张也是造成血压降低的原因之一，所以在治疗时常常应用血管收缩药。现在认识到毛细血管灌注不良乃是休克的主要原因，因而治疗休克就从改善微循环血流障碍这个根本问题着手。根据休克的不同阶段，适当地使用血管收缩剂，或在补充血容量的基础上使用血管扩张剂。从理论上说，如能使不同器官在同一时间内有区别地发生血管收缩或血管扩张作用，则最有利于改善休克状态下重要器官的供血不足，例如使结缔组织、皮肤、骨骼肌等小动脉收缩，而使心脏、肝脏、肾的小动脉扩张，从而改善这些器官的供血情况。肾上腺素类血管活性药物占有重要的地位。主要作用于 α 受体的拟肾上腺素药，如去甲肾上腺素等可引起皮肤、黏膜血管和内脏血管的收缩，使外周阻力增加，血压上升；主要作用于 β 受体的拟肾上腺素药，如异丙肾上腺素等可使心收缩力增强，心率加快，心排血量增加，从而亦使血压上升，同时对某些血管有扩张作用，可改善微循环；α 受体阻滞剂如酚妥拉明等则能解除血管痉挛，使微循环功能得到改善，而硝酸甘油还有改善冠状动脉血液供应，改善心肌缺血的作用，更适用于心源性休克的患者。

（五）辅助循环

1. 主动脉内球囊反搏（intra – aortic balloon pump，IABP）

自从 1962 年 Mouloupoulos SD 等报道 IABP 以来，这种机械循环辅助装置在心源性休克中得到广泛应用。通常在透视下经股动脉由导管插入一个 40mL 的球囊置于降主动脉左锁骨下动脉开口和肾动脉开口之间，球囊的通气和放气与心动周期同步。此法对心脏有如下四个优点：①由于收缩期压力减小，使心工作量减少。②心肌耗氧量减少。③由于舒张压力上升，使冠状动脉血量增加。④保持平均动脉压。IABP 对心源性休克的治疗效果意见不一致，存活率为11% ~70%，这和适应证的选择、使用时机，以及是否同时采取外科治疗措施有关。

AMI 并发机械性缺损或严重左心功能不全，血管重建术后（PTCA、CABG）引起心源性休克，经内科治疗无效，应积极使用 IABP。应用 IABP 后血流动力学变化通常使心排血量增加 10% ~20%，收缩压降低，舒张压增加，平均动脉压几乎无影响，尿量增加，心率减慢。左室后负荷降低使心肌耗氧量减少，结果无氧代谢减少和心肌缺血减轻，是心源性休克目前最有效的支持性治疗措施之一。但是，心源性休克患者治疗中，血流动力学改善常是暂时的，常出现"气囊依赖性"。而且，对于非冠脉病变引起的心源性休克患者可能疗效甚微。

IABP 适应证：

（1）血流动力学不稳定，患者需要循环支持；做心导管检查、冠状动脉造影发现可能存在外科手术可纠正的病变；或为 PTCA 或 CABG 做准备。

（2）对内科治疗无效的心源性休克。

（3）AMI 患者有持续性心肌缺血性疼痛，对 β 受体阻滞剂和硝酸酯治疗无效的患者。

总之，使用 IABP 者，存活率要比单纯药物治疗者高。所以，只要患者没有明显禁忌证（如主动脉瓣关闭不全，盆腔动脉栓塞性病变），且有可能接受手术治疗者，应采用 IABP 治疗。目前认为，一般不建议 IABP 用于被有效控制的心肌梗死所致心源性休克患者。

2. 其他循环支持措施

如果需要短暂的循环支持，最好用体外膜肺氧合技术。在手术团队对病灶定位很有经验时，在心源性休克并发心肌梗死的治疗中可应用 LVAD 设备辅助。一般建议在将患者转运至专业治疗中心之前就地建立动静脉ECMO循环支持。

（1）左心室辅助装置（LVAD）：是最常用的模式，较常用于预计 IABP 支持无效的患者。除 AMI 合并心源性休克外更多地用于心脏手术后的循环支持，也用于心脏移植前心力衰竭的支持治疗。随着技术的改进，对于不适合心脏移植的患者可永久性置入 LVAD，也能获得比较好的效果。

（2）经皮心肺旁路模式氧合器（ECMO）：为心源性休克患者心脏切除后短期内提供心肺功能支持，为进一步接受心脏移植术争取时间，早期应用可尽快达到血流动力学的稳定，靠 ECMO 生存的患者通常需要植入 LVAD 或心脏移植。

（六）机械通气在心源性休克中的应用

心源性肺水肿导致严重低氧血症是心源性休克、急性左心衰竭患者致死的主要原因之一。患者可以在较短时间内发展为意识丧失、呼吸变慢、点头样呼吸，甚至呼吸心搏骤停。随着对心力衰竭病理生理的深入了解，对机械通气血流动力学的研究，机械通气在抢救心源性休克、严重急性左心衰竭的作用正在被人们接受。紧急气管插管和机械通气是抢救心源性休克、重症急性左心衰竭有效的措施。气管插管的作用在于：利于充分吸痰，保证气道通畅；充分供氧尽快纠正缺氧状况；有利于气道内给药，促使气道痉挛的缓解。下列情况可作为紧急气管插管和机械通气的指征。①严重急性左心衰竭，经过一般氧疗和药物治疗，大量泡沫痰或粉红色泡沫痰不缓解或加重。②呼吸变慢和（或）不规则，胸腹反常呼吸。③意识障碍。④$PaO_2 < 8.0kPa$，$PaCO_2 > 7.33kPa$。对于急性心肌梗死的患者，以往曾列为机械通气的禁忌证，现在已有所改变。当吸氧浓度 $>60\%$，PaO_2 仍 $<8.0kPa$ 时，亦可进行机械通气治疗。

一般而言，急性左心衰竭机械通气治疗需时较短，大部分在 72 小时之内，一般不会发生撤机困难。经治疗患者缺氧症状改善，意识转清，自主呼吸平稳，气道分泌物减少，支气管哮鸣音及肺部湿啰音明显减少，气道阻力接近正常，自主吸气压 $>20cmH_2O$，即可试撤机，观察病情无反复后即完全撤机。

（七）冠脉疾病特殊处理

再灌注与血管重建术。AMI 引起的心源性休克最有效的治疗措施是早期再灌注与血管重建术治疗，即早期溶栓、急诊 PTCA 和 CABG，可逆转心源性休克。

1. 溶栓治疗

溶栓治疗是 ST 段抬高患者治疗的基石，其中有 50% 的心源性休克患者发生在 AMI 后的 6 小时内，因此是溶栓治疗的适应证。但如果以住院病死率来衡量其疗效是有争议的。大规模溶栓试验分组表明，使用链激酶，阿替普酶或瑞替普酶表明在降低死亡率上没有统计学意义。溶栓治疗在心源性休克中的这种有限作用与休克时低血压，低冠脉灌注压有关。溶栓药物难以到达血栓形成部位，从而延长冠脉再灌注时间并有较高的冠脉再闭塞率。实验和临床证据表明通过使用升压药恢复血压或使用 IABP 能提高血栓溶解率，在 NRMI 试验中，23 180 例 AMI 合并心源性休克患者，平均年龄 72 岁，54% 为男性，总死亡率 70%，其中 31% 的患者使用 IABP，IABP 联合溶栓治疗显著减少死亡率（67% vs 49%），单变量分析表明使用 IABP 联合溶栓治疗减少 18% 的总死亡率，因而证明 AMI 合并心源性休克肯定能从 IABP 联合溶栓治疗中获益。

2. 血管重建术

由于溶栓治疗的有限作用，因而更加强调机械血管成形术的作用。包括冠脉介入（PCI）和冠脉搭桥（CABG）。PCI 和 CABG 确实有益于中止或逆转休克状态下心肌缺血及坏死进展，因此被广泛提倡使用，特别是早期 PCI 能较快速地恢复再灌注。非随机或回顾性研究表明 AMI 合并心源性休克患者冠脉内成形术和 CABG 优于药物治疗。SHOCK 试验研究者随机对 302 个心源性休克的患者分成紧急血管成形术（6 小时内）和开始血流动力稳定延迟血管成形术组，两组患者的基线特征具有可比性，IABP 的使用率是 86%，血管成形术组支架的使用率是 35.5%、GP Ⅱ b/Ⅲ a 拮抗剂的使用率是 41.7%。直接 PTCA 对于减少初级重点事件（30 天内死亡率）没有显著的意义（46.7% vs 56%，P = 0.1），但是 6 个月的总死亡率显著减少（50.3% vs 63.1%，P = 0.027），其益处持续 1 年。亚组分析表明年龄对治疗效果有显著的影响，>75 岁的患者紧急血管成形术有较高的死亡率，手术成功者的死亡率低于不成功者（38% vs 79%，P = 0.03）。DauermanHL 等随机前瞻性临床试验也证明早期血管成形术是 AMI 并心源性休克住院病死率最有力的独立预测因子，同样也可使年龄 >75 岁的心源性休克患者病死率下降。Bulpa P 等对一组 AMI 并心源性休克血管成形术的患者进行 5 年的追踪研究表明，成功 PTCA 者 5 年生存率为44% ±5%，不完全成功者为 17% ±8%，多变量分析表明年龄、左室功能、冠脉病变程度和手术效果是长期预后的预测因子。溶栓治疗的时间对于生存率很重要，但是初期 PCI 治疗的时间确有争议，尤其没有单独分析 AMI 并心源性休克患者。Brodie BR 等前瞻性连续观察 1 843 例在LeBauer心血管研究基金注册的患者，随后对 98% 的患者进行了平均 6.1 年的临床随访，结果表明心源性休克患者住院死亡率随着再灌注时间的延长而升高（＜3 小时，31%；3～6 小时，50%；≥6 小时，62%；P ＝0.01），没有休克的患者住院死亡率和远期死亡率在三组再灌注时间内分别为：＜3 小时，5.8%；3～6 小时，4.6%；≥6 小时，4.8%；P＝0.46，单因素分析表明再灌注时间是休克患者住院死亡率独立的预测因子。这一结果进一步强调 AMI 并 CS 早期再灌注的重要性。最近有研究表明转运 AMI 患者到有条件的医院行血管成形术优于就地溶栓和易化溶栓（院前溶栓＋延迟 PCI），但这一策略是否有益于心源性休克患者还待临床验证。心源性休克患者大部分有 3 支病变并且10% ～15% 有左主干狭窄，因此需要紧急 CABG。SHOCK 试验中第一次血管成形术中需要搭桥的占 36%，死亡率和早期 PCI 相似。一些新颖的外科手术方法如断泵旁路术、最低限度侵入性旁路外科等常常在心源性休克患者 CABG 中推荐使用。从目前情况来看在所有可以选用的治疗干预中，血管成形术可能是唯一的措施特别是年龄＞75 岁的心源性休克患者，因此早在 1999 年 ACC/AHA 关于 AMI 的治疗指南中就已经提升年龄＞75岁患者早期血管成形术的等级从Ⅱa 到Ⅰa 级。因此对于早期发病（心肌梗死发病6 小时内）和具有进展性心肌缺血，如持续性胸痛的患者及时的血管成形术十分重要。但治疗中必须对病情及患者的整体情况进行评价，对于心源性休克晚期，存在大面积梗死的心肌，往往是不可逆损伤，血管重建术不能达到有效的治疗目的，反而加大术中的死亡风险。SHOCK 试验还表明，血管成形术对于年龄小于 75 岁的患者更为有效，原理是高龄患者心肌梗死发生前约 30% 的心肌已有损伤及纤维化，心肌梗死发生时心肌耐受缺血的能力进一步减低，而可救治的心肌减少。临床应根据患者具体情况和一般状况，如年龄、精神状态、伴发疾病等，决定是否接受有创性积极治疗。准备作冠状动脉再通术的患者应迅速接受主动脉内气囊反搏术和冠状动脉造影。根据冠状动脉解剖情况，再决定患者适合作 PTCA 抑或 CABG。

（八）外科治疗进展

急性心肌梗死并发室间隔穿孔或乳头肌断裂而致急性二尖瓣反流者，半数以上的患者将发生心源性休克。对于这种患者如先经药物和主动脉内气囊反搏治疗，待病情稳定后 3 ~ 6 周再行选择性手术，可大大降低病死率。急性心肌梗死心源性休克，经保守治疗病情稳定 12 小时后，作冠状动脉搭桥手术，其病死率也明显低于保守治疗者。

1. 心脏移植

由于溶栓治疗、血管成形术、机械循环辅助、正性肌力药物的使用，AMI并心源性休克患者的死亡率已显著下降，但当以上措施失败时，死亡总是难以避免的，心脏移植可能是心力衰竭终末期患者的唯一选择，可应用机械循环辅助（MCA）作为心脏移植的过渡治疗。目前国外报道紧急心脏移植已成功应用于治疗急性心肌梗死合并心源性休克的患者经皮体外生命支持（ECLS）、急性心肌梗死引起的室间隔穿孔、心室游离壁破裂等机械性致命性并发症。

2. 经皮心房－股动脉分流辅助器

急性心肌梗死合并心源性休克患者接受血管重建术，术后心肌功能恢复需数天，若此时期内患者发生心源性休克，则预后极差。一种新的经皮心室辅助仪通过对循环有效支持，从而对上述患者起到良好治疗效果。这种仪器通过导管安置，协助心脏产生 4L/min 以上的搏出量，有利于心源性休克的逆转。此装置将心房血流直接分流到循环中，使左室负荷得以减轻，但长期疗效尚待研究。

第二章

创伤

第一节　创伤的分类

与严重创伤的评分不同，严重创伤分类的目的在于采用科学的方法，迅速缓解大量伤员与救治力量有限的矛盾，科学安排伤员救治的轻重缓急，以确保危重伤员得到优先救治，整个治疗过程井然有序。对于各种创伤，可以采用伤部、伤因、伤型以及伤情4者相结合的分类方法，这样既可以明确诊断，也能表明损伤的严重程度。

一、按受伤部位分类

按解剖生理关系，可以把人体分成8个部位，每个部位损伤有它各自的特点。

1. 颅脑部

包括眉间、眶上缘、颧弓、外耳道、乳突尖到枕骨粗隆连线以上的部位。由完整而坚硬的颅骨与人体最重要而又最脆弱的脑组织组成。颅骨未损坏的伤员，可以出现脑震荡、脑挫伤，并可合并颅内出血；颅骨有破坏的伤员，一般有颅内出血和较重的脑挫裂伤，可立即威胁到伤员的生命，应抓紧时间治疗。硬脑膜是防御感染的主要屏障，脑实质对细菌感染的耐受力也较强，因此在伤后48～72小时进行清创有时仍可达到满意效果。

2. 颌面颈部

面部的表面划分是自鼻根起向两侧沿眶上缘上边至耳前、颞颌关节处，沿下颌骨下缘相接于颏的联合处。颈的表面为自胸骨柄上缘正中点沿锁骨上缘向两侧延伸，与前后腋线的延长线相交，沿斜方肌的上缘向内侧相接于第7颈椎棘突。它既是人体外貌的外露和表情部分，又是各特殊感觉器官和呼吸、饮食、语言等重要功能的集中表现部位。创伤一方面可以造成一种或几种器官，如脑、眼、耳、鼻等的同时损伤和功能障碍，甚至威胁到伤员生命。同时伤后颌面部留下的残疾可能给伤员造成巨大的心理障碍。这部分创伤最好由神经外科、眼科、耳鼻喉科、口腔科和普通外科的医生联合救治。

3. 胸部

上界与颈部相连；两侧由腋前、后皱襞与肩峰的连线与上肢相连；下界由胸骨剑突、肋下缘到第8肋间相连；后面由两侧第8肋间连线通过第11肋到第1腰椎中点的连线与腹部相连接。胸廓外形的完整和胸腔内的负压维持机体呼吸与循环功能。因此，胸壁的破坏或变形以及胸腔被血、气压缩都可以立即造成心肺功能的紊乱。所以胸壁伤与胸腔伤有同等的重要性，都应按重伤员对待。

4. 腹部

上界与胸部相连，下界从耻骨联合上缘顺腹股沟韧带沿髂前上棘、髂骨到骶骨上缘。腹部脏器众多，创伤的主要危险是内出血造成的休克和内脏破裂造成的腹膜炎，两者均可致命。因此，只要发现有内脏损伤，原则上都必须进行探查与有效的手术处理。

5. 骨盆部

上界为腹部，前下包括外阴与会阴部。由耻骨联合下缘向外连线到股骨大粗隆上缘，向后沿臀下皱襞到会阴部。集泌尿生殖与消化系统末端于一体。特点是有骨性盆壁保护盆腔脏器，但在骨盆骨折时除有大量出血外也可继发或伴有内脏损伤。特别是部分泌尿生殖器和消化道末端同时遭受创伤，可引起严重污染。

6. 脊柱脊髓部

解剖范围相当于棘突全部以及邻近部位。创伤引起的最大问题是造成不同平面和不同范围的截瘫或偏瘫，能致终身残疾。救治时必须防止附加损害。

7. 上肢

上端与胸部相连，可分成肩、上臂、前臂与手 4 个部分，是人体生活和工作的主要运动器官，其特点是功能灵活，损伤的机会较多。治疗上肢创伤时要把重点放在恢复功能上。

8. 下肢

上端与骨盆部连接，分大腿、小腿与足部 3 个部分。其功能是移动身体与负重。伤后多需卧床治疗，治疗期长。治疗重点应使行动和负重功能恢复。

据战伤资料统计，在战伤中头颈部伤一般占 15% ～ 20%；躯干伤也占 15% ～ 20%（其中胸部 8%，腹部 6%），上肢伤占 25% ～ 30%，下肢伤占 30% ～ 35%。按交通事故伤资料统计依次为下肢（主要为小腿）85%，头部 50% ～ 80%，臂部 20% ～ 50%，其余部位则较少。由此可见和平、战时的创伤在部位上有一些差别。

二、按致伤原因分类

1. 刺伤

因锐器，如刺刀、剪刀、铁钉、钢丝等所致的组织损伤，其特点是伤口小而深，有时可以刺入深部体腔而皮肤仅有很小的伤口。刺伤内脏时可以引起体腔内脏大量出血和（或）穿孔。刺入心脏，可迅速致死。

2. 火器伤

为常规武器战伤，是以火药为动力的武器致伤。

（1）枪弹伤：由各种枪支所发射的弹丸所致的组织损伤。根据枪弹的速度不同，可以分为以下 3 类。

低速：366m/s（1 200 英尺/s）以下，如一般的手枪子弹。

中速：366 ～ 762m/s（1 200 ～ 1 500 英尺/s），如一般的卡宾枪和冲锋枪子弹。

高速：762m/s（2 500 英尺/s）以上，如部分步枪子弹。子弹之所以具有致伤力是因为它具有动能，而子弹动能的大小又与它飞行速度的平方成正比，其计算公式如下：

$$KE = mv^2/2g$$

式中 KE 代表动能，m 代表质量，v 代表速度，g 代表重力加速度。

当低速子弹穿入组织时，作用力沿着弹道的轴线前进，直接离断、撕裂和击穿弹道上的组织，形成一个伤道。而高速子弹贯穿组织时，不仅有前冲力，而且还有侧冲力，具有一定的向四周扩散的能量和速度，因而迫使伤道周围组织迅速向四周压缩和移位，形成比子弹大数倍甚至数十倍的椭圆形空腔，称暂时空腔，存在时间极短，约为数毫秒，其内压力有时可达 100 个大气压以上。子弹穿过后空腔很快缩小，留下一残存伤道，即临床上常见的伤道。伤道内充满失活组织、血液、血块、异物等。从病理学上可以将高速弹伤后的伤道及伤道周围组织分成以下 3 个区：

1）原发伤道：即投射物直接损伤组织所造成的损伤区域，其中充满失活组织、异物、污染物、血液和渗出液等。

2）挫伤区：紧靠原发伤道，为直接遭受挫伤的区域。此区的损伤范围在伤后数小时内不易判定，一般需要在 2～3 天后出现明显的炎症分界时才能分清。依受伤程度，可以发生部分或全部坏死，继而脱落，因而使原发伤道扩大，通常要比原发伤道大数倍。由坏死组织脱落后所形成的伤道称为继发伤道。

3）震荡区：挫伤区之外是震荡区，其范围大小与传至组织的能量多少有关。震荡区的主要病变是血循环障碍及其所引起的后果。因为此区内的组织并未直接遭受投射物的打击，伤后短时间内又看不出显著的变化，数小时后才出现不同程度的血液循环障碍，如充血、淤血、出血、血栓形成、渗出和水肿等。血栓形成可导致组织坏死。水肿可以压迫周围的组织，从而引起局部缺氧和坏死。震荡区的血液循环障碍为战伤感染的发生提供了条件。

以上 3 个区域并无明确的界限，并可能犬牙交错，因具体条件不同，损伤的范围和病变的发展过程也不尽相同，有的早期就可以愈合，有的却发生进行性坏死和感染。

最近的一些资料表明，某些高能撞击伤，如高速车祸所致的软组织伤的创面组织病理改变与枪弹伤的某些病理改变有相似之处。因此，了解高速枪弹伤伤道的病理特点对于平、战时高能创伤时局部创面的处理十分有益。

（2）弹片伤：炸弹、炮弹、手榴弹、地雷、水雷、鱼雷、常规弹头导弹等爆炸后的弹片向外飞散杀伤人体所致的损伤。在现代战争中弹片伤的比例大于枪弹伤。据一组 933 例西南边境反击战战伤统计，弹片伤发生率高达 91.8%（表2-1）。

表 2-1　西南边境反击作战 933 例火器伤伤因分析

	炮弹伤	地雷伤	枪伤	手榴弹伤	雷管伤	合计
例数	701	130	74	26	2	933
百分比	75.1	13.9	8	2.8	0.2	100

弹片伤所造成的周围伤道组织挫伤区随伤员距离爆炸中心远近而有轻重之分，但弹片爆炸时带入伤道的泥土等污染较枪弹伤更为严重，而且常为多处弹片致伤，伤道复杂。据一组越南战争中 200 例钢珠弹伤的资料统计，总共体表伤口有 2800 处，平均每人 14 处受伤，最多者达 318 处。第 4 次中东战争，主要表现为坦克战，阿方使用前苏制反坦克火箭，以方则发射美制"转眼"武器，因而使得 49% 的伤员发生了主要以金属碎片所致的多发伤、多部位伤增的多发伤，而这种损伤在以往战争中是少见的。因此，高速弹片伤具有以下特点：在战多；伤情复杂，易于漏诊、误诊。

（3）冲击伤：冲击伤是指冲击波作用于人体造成的各种损伤，多为烈性炸药、瓦斯、空气燃烧弹或核武器爆炸时产生的压力波击中体表后释放能量所致。典型冲击伤的特点是多发性听器与内脏损伤（以心、肺、胃肠道为主），而体表常完好无损。冲击伤的伤情与实际所受的压力值密切相关。一般认为，压力值越高，伤情越严重。在冲击波的作用下，人体心肺和听器最易受损。临床上所见的爆震伤主要指空气冲击波和水下冲击波直接作用人体造成的损伤。另外，在冲击波通过固体传导使人体致伤或因冲击波的抛掷及其他间接作用引起的损伤虽然也属于冲击伤范围，但不把它叫作爆震伤。在战时，冲击伤见于原子弹、炸弹爆炸附近的损伤，平时则偶见于化工厂、矿井的爆炸事故等。冲击伤与一般创伤的区别在于它具有多处受伤、外轻内重以及伤情发展迅速等临床特点。

3. 挤压伤和挤压综合征

肌肉丰富的四肢、躯干受重物较长时间的重压（1 小时以上）所致的损伤。如伤员四肢被挤压，受伤部位明显肿胀者称四肢挤压伤。如胸部受挤压后胸腔内压力骤然升高，心腔和胸腔内大静脉受压，上腔静脉内的血液向头、颈部逆流，由于这些静脉无静脉瓣，就使小静脉和毛细血管内的压力骤然升高而破裂出血，在面、颈、肩和上胸部皮下、球结膜和颊黏膜等处出现广泛性瘀斑和出血点，这种情况临床上又称为创伤性窒息。如挤压伤后出现受压部位肿胀，并伴有肌红蛋白尿及高钾血症的急性肾衰竭，称为挤压综合征。挤压伤和挤压综合征平时多见于地震、房屋倒塌、建筑事故等。

4. 撕裂伤

因钝物打击所致皮肤、软组织撕裂，常有明显的外出血，伤口周围组织有挫裂。

5. 撕脱伤

指高速旋转的机轮和马达纽带等将大片头皮撕脱或四肢皮肤皮下组织与深筋膜肌肉剥脱分离。脱离的组织常失去活力而深层组织则损伤较轻。有时皮下广泛撕脱而皮肤表面却很完整，这种现象应当引起重视。

6. 钝挫伤

为钝性物打击后表面皮肤尚完整，而深部体腔却可能损伤严重。如腹部钝挫伤时腹壁无伤口，而腹腔内脏却发生破裂出血或穿孔等。

7. 扭伤

外力作用于关节，使其发生过度扭转，引起关节、韧带、肌腱等损伤，严重者可以发生断裂。常出现皮肤青紫、疼痛、肿胀和关节活动功能障碍。

8. 其他损伤

如烧伤、冻伤等。

三、按受伤类型分类

1. 按创伤有无伤口分类

可分为闭合伤和开放伤两类。

（1）闭合伤：皮肤保持完整，表面并无伤口。闭合伤伤情不一定很轻，其难点在于难以确定有无体腔脏器损伤。如胸部闭合伤，可以引起胸内器官损伤，造成肺破裂、血胸、气胸；如颅脑闭合伤，可以发生脑挫裂伤和颅内血肿。

（2）开放伤：皮肤完整性遭破坏，有外出血，受伤时细菌侵入，感染机会多，如刺伤、撕裂伤等。也可同时有内脏或深部组织损伤。火器性损伤均为开放伤。

2. 火器伤按伤道形态分类

可以分成贯通伤、非贯通伤、切线伤和反跳伤 4 种。

3. 按体腔是否穿透分类

按颅腔、胸腔、腹腔、脊髓腔以及关节等创伤中的硬脑膜、胸膜、腹膜等是否被穿透，可以分成穿透伤和非穿透伤。

四、按损伤严重程度分类

1. 轻伤

没有重要脏器的损伤，不影响生命，无须住院治疗者，如小的挫伤或裂伤、小的单纯性骨折。10% 以内的无碍行动的 I 度烧伤（面部、手部、会阴部除外）。

2. 中等伤

一般无生命危险，但可在一段时间内失去生活、工作和战斗能力，治愈时间较长，治愈后可能留有功能障碍。如广泛的软组织挫伤、上肢的开放性骨折、肢体挤压伤、创伤性截肢以及一般的腹腔脏器伤等。

3. 重伤

重要脏器或部位伤，伤势严重，有生命危险或发生严重并发症的危险而需要紧急治疗的伤员。部分伤员早期既不能耐受手术，也不宜转运。治愈时间较长，治愈后可能留有严重残废。如严重休克、内脏伤、大面积 III 度烧伤、呼吸道阻塞以及开放性气胸等。

4. 极重度伤

伤员伤情危重，生命垂危，存活希望极小。如心脏和主动脉破裂。

第二节　创伤救治原则

对创伤患者实施快速有效和合理的急救处理，不仅可以最大限度地挽救伤员生命，而且可以减轻伤残，更有利于恢复受伤机体的生理机能。最好的创伤救治是从现场急救开始的，但由于创伤发生突然，可涉及机体任何部位，形式多样，复杂多变，严重度不一，给救治带来困难。面对创伤，如何在第一时间给予合理救治，需要掌握基本的急救处理原则。

一、察看现场脱离险境

创伤现场时常处于危险状态，给救援人员和伤员的生命构成危险。不注意事发现场的安全程度，盲目救援，就有可能造成不必要的伤亡。因此，救援人员到达现场后，要首先查看和分析救治场所的安全状况。如果没有危险因素，应就地抢救伤员，稳定其病情；如果现场安全性差，应想法将伤员移至安全场所，再实施救治。救治中应注意自身和伤员的安全。

二、迅速评估病情、分清轻重缓急

开始急救时，首先观察伤员的生命体征，如神志、呼吸、气道通畅程度、脉搏、肢体活动状况等；重点察看威胁生命的创伤，如大出血、活动性出血、开放性头胸腹部创伤等；只要情况许可，就应做全面的体检，以发现隐含的危及生命的创伤，如腹腔盆腔内大出血等，力争在最短时间内分清病情的轻重缓急。

为了避免创伤查体时发生疏漏，急诊急救（创伤）医师应牢记美国 Freeland 等建议的"CRASHPLAN"。

C：Cardiac（心脏）。

R：Respiratory（呼吸）。

A：Abdomen（腹部）。

S：Spine（脊柱）。

H：Head（头部）。

P：Pelvis（骨盆）。

L：Limb（四肢）。

A：Arteries（动脉）。

N：Nerves（神经）。

三、急救与呼救并重

现场救援者应根据伤员的数量和创伤的严重程度，在实施急救的同时，迅速向创伤急救中心或相关医疗机构发起求救，以得到更多的医护人员参与急救，使更多伤员在第一时间获得有效救治。

四、先救命后治伤

救治创伤的第一目的是挽救伤员的生命，因此应优先抢救危及伤员生命的心脏呼吸骤停、窒息、大出血、开放性或张力性气胸等。急救早期不忘 ABC，即开放气道、人工呼吸、循环支持。待伤员生命稳定后，再处理其他创伤，以利恢复其生理功能。

五、先重伤后轻伤

在创伤急救的实践中证明，先处理危及生命，或有可能危及生命的创伤，先救重伤员，能最大限度地挽救更多伤员的生命。在处理完严重创伤和重伤员后，再处理轻伤和病情轻的伤员。

六、先止血后包扎

出血能致命，未给伤口进行有效的止血就先包扎伤口，常达不到止血的目的，尤其是较大血管或动脉的出血更难。不适当的包扎还会掩盖伤口的出血状态，从而延误救治。另外，头部、胸部、腹部等部位的开放性伤口应通过适当包扎使之成为闭合性伤口；有多处伤口时，包扎依次为头部、胸部、腹部、四肢。

七、急救操作迅速平稳有效

现场救治伤员时，时间就是生命，要求各种抢救操作快速到位，尤其翻转体位、开放气道，人工呼吸，电击除颤等。由于伤员病情的复杂性、严重性和不确定性，不平稳的操作会导致伤情加重或造成新的创伤，因此，无论抢救环境条件多么差，救治难度多么大，各种抢救操作必须平稳有效。

八、先抢救后固定再搬运

有些伤员需要搬运转入医院进一步救治，对这类伤员应先通过急救稳定病情，再对受伤的肢体或躯干（特别是颈部和脊柱脊髓损伤）进行适当固定，最大限度地避免搬运中发生呼吸循环衰竭和创伤加重的可能。

九、快速转运重伤员

研究表明，快速将重伤员转运到条件较好的医院实施进一步救治可明显提高存活率，降低伤残率。因此，只要条件许可，应采用最快速的转运方案将伤员送到高水平医院救治。在复杂地形和偏远地区，直升机空中转运被认为是最佳转运方案。

十、医护与转运同行

重伤员在搬运或转运途中，需医护人员时刻关注病情变化，进行必要的救治。

第三节　疼痛急诊

一、概述

疼痛是机体对某些有害刺激的保护性反应。并在机体内产生一系列的生理、病理变化；譬如血液中肾上腺素增多，血糖浓度增高，心率加速，血液的凝固性增高，同时呼吸减慢，血压升高等一系列改变。当各种致病因子作用于机体组织，并达到相当强度的刺激时，使机体组织中分布最广的神经感受器受到刺激并感到疼痛从而产生疼痛感。它可以引起神经系统，包括神经末梢，神经干和神经中枢的间生态。为保护机体不再遭受严重侵害，这些感受器通过传导，引起适当地保护性反应，这种反应是表示机体内脏和体表的某个部位处于不幸状态的一种信号。由于神经分布的关系，人们常不能正确地判断内脏疼痛的准确位置，例如心绞痛初期，痛区可在上腹部、左胸外的皮肤表面，甚至放射到肩胛部，又因各组织密度不同，因此疼痛的性质和程度也不同。如侵害在浆膜时常感觉为刺痛，在结缔组织时则为跳痛；如在尿道时常为灼痛；若在睾丸时则为坠痛。另外某些内脏器官受到损害时常有反射性疼痛，如肝脓肿时，右侧胸部和右肩会产生反射痛。疼痛严重时，可引起晕厥、昏迷和休克。凡外科急症中见到的疼痛，皆属患者不能耐受或有其他并发症的。

（一）疼痛的原因很多，临床上常见的有以下几方面

1. 创伤

如颅脑、胸部或腹部创伤等。

2. 感染

如泌尿系感染、腹膜感染等。

3. 物理性

包括各种结石、梗阻、脏器扭转、烫伤、嵌顿疝等。

4. 化学性

加强碱、强酸的损害。

5. 寄生虫

如胆道蛔虫，脑寄生虫等。

6. 肿瘤

主要是指多在晚期的恶性肿瘤。

7. 神经性

如顽固性颅神经痛等。

（二）诊断要点

1. 详细地询问病史

（1）疼痛的部位、范围、时间及疼痛性质。

（2）引起疼痛的原因：如外伤、暴饮暴食、感染、寄生虫、肿瘤等。

（3）既往史：询问是否有传染病史、溃疡史、嗜好程度、劳动强度。并需明确是初发还是复发或继发，每次疼痛的过程及接受治疗情况、效果等。

（4）主要伴随症状：如颅脑性疼痛，常伴有呕吐、恶心、意识障碍等；消化系疾病除有腹痛外，常伴有腹泻、恶心、呕吐；泌尿系疾病常伴有尿频、尿急、尿痛、血尿或腰疼；又如脑膜炎或破伤风也各有其特殊症状，前者多在剧烈头痛的同时，伴有喷射状呕吐，后者则表现为颈项强直，咀嚼肌功能障碍等。

2. 体格检查

（1）一般状况，神志是否清醒，有无相对缓慢的脉搏及危险之象。同时注意患者的特殊体位。

（2）全身皮肤及黏膜是否完整，有无出血、血肿、黄疸、皮疹、溃烂、变

色或其他感染灶，以及特殊的色素沉着及紫癜等。

（3）疼痛部位及邻近组织的解剖关系有无异常，邻近肢体有无受累及功能障碍这往往是生理性的保护措施，防止继续受伤，以减少机体某部分的负担。

（4）疼痛部位有无压痛，反跳痛及刺激征，疼痛部位的颜色、温度是否有异常，周围淋巴有无肿大等。

（5）有无牵拉痛及放射性疼痛，如有则应判明牵拉的方向、程度及放射的部位。尤其应当注意痛区及周围有无肿块。

（6）详细的全身检查：应从头到足，养成按解剖顺序检查的习惯，以免遗漏。

3. 化验及特殊检查

（1）血、尿、粪、痰的常规送检，在怀疑出现感染时，应当特别注意白细胞的各项检查及变化。其他生化选送项目，则应根据具体情况和条件决定。

（2）凡怀疑有颅内压增高症及颅内创伤者，应立即做腰椎穿刺，观察脑脊液的压力和有无出血。并作脑脊液氯化物、糖、细胞数等常规检查。

（3）凡怀疑有内出血者，一般应在相应部位穿刺，如胸穿、腹穿和阴道后穹隆穿刺；如果有可能感染的患者，可涂片送检并做细菌培养。如系肿瘤破溃，则考虑送病理科做病理检查，查找癌细胞。

（4）凡怀疑有急腹症患者，肛门指诊是十分必要的。

二、头痛

头痛是临床外科急诊中常见的症状。在急诊条件下，作为一名外科医师不仅要具备处理颅脑外科所涉及的头痛，还须善辩各学科、各类型的头痛。由于头痛有时是某些严重疾病和外伤的早期或突出的症状；因而详细询问病史，认真检查，找寻头痛的原因，对抢救危重患者和预防病情均有重要意义。

（一）急性头痛的病因和分类

概括地讲，头痛的发病机制可分为机能性与器质性两大类。前者发病的机制尚不完全明了，而后者常受两种情况的制约：其一，存在疼痛刺激的病灶；其二，是受颅内疼痛敏感结构的影响。

从病因角度可分为：神经机能性、损伤性、血管性、颅内高压性、中毒性、脑膜性、窦性及眼源性等。

从临床角度看：它表现为慢性进行性急性发作；反复阵发性，多见于脑挫伤；急性发作性以及头部器官疾病，如颅骨病变性等。这里主要介绍与外科有关的常见的器质性头痛的几种情形：

1. 颅外病变

（1）急性全身性感染：如败血症等。

（2）慢性全身性疾病：如尿毒症等。

（3）中毒：药物中毒、酒精中毒等。

（4）头皮、颅骨、骨膜的疾病和外伤。

（5）头面部器官疾病：如颅骨骨折、青光眼、鼻窦炎及鼻咽部肿瘤等。

（6）颈肌病变：如颈肌炎，扭伤及因职业性特殊姿势所致的颈肌持续性收缩等。

2. 颅内病变

（1）感染：如脑脓肿、硬膜下脓肿等。

（2）血管性疾病：如蛛网膜下隙出血、脑出血、脑栓塞等。

（3）肿瘤以及其他占位性病变。

（4）外伤：硬膜外、硬膜下血肿，急性脑外伤及外伤后的头痛。

（5）其他：癫痫发作，腰椎穿刺及气脑造影后，颅内高压症等。

（二）诊断要点及体检注意事项

1. 详细询问发病过程

如发作时间、疼痛规律，如系间歇性，须问明发作频率，每次持续多长时间，有无规律性发作及病程等。

2. 头痛的性质及程度

如钝痛、胀痛、烧灼痛、闪电样痛、有无搏动样感觉；痛的程度如何，如隐痛、剧痛；痛前有无预兆。

3. 疼痛部位

是局限于某一部位、某一侧，还是弥漫性全头痛。是否有移动、游走等。

4. 诱发、加剧或缓解因素

如咳嗽、憋气、头部转动、体位改变和情绪波动是否与疼痛有关，上述原因的结果是使头痛加重还是缓解。

5. 并发症状

有无呕吐、恶心、嗜睡、视力减退、肢体麻木、瘫痪或意识障碍等。

6. 一般性体检

应着重血压的变化、五官检查，如果是颅脑外伤，应注意耳鼻出血及脑脊漏，如耳漏、鼻漏。

7. 神经系统检查

对运动、感觉、反射等方面详细观察。

8. 几种具体的检查方法

观察体位变化对头痛的影响，昏迷者除外；压迫颈部动脉对头痛是否有影响，转动头位、咳嗽、用力状态的情况如何。麻木感，是否伴有眩晕、失眠及一过性脑贫血的病史等。

（三）处理原则

首选治疗方法是针对病因的治疗，然而在急诊条件下，尤其是诊断尚未确立前，进行病因治疗颇为困难。这里仅就对症治疗进行具体讲解：

1. 脱水药

使用50%葡萄糖、甘露醇、山梨醇或尿素等药物，他们是缓解颅压升高，防止脑水肿的有效措施。但须排除有出血倾向的患者。

2. 血管收缩药物

如双氢麦角胺等。

3. 镇痛药物

如复方阿司匹林、氨基比林、奋乃静、可待因，必要时可慎用哌替啶。

4. 针灸

可根据痛点，选风池、合谷、百会、太阳、列缺、印堂等穴位。

5. 氧气吸入

适用于缺氧所致的头痛，颅内动脉痉挛，一氧化碳中毒等可有所改善。对一般给氧难以缓解又确实需氧的患者，可在高压舱内进行氧压治疗。

6. 控制感染

如脑脓肿时的抗感染治疗。

三、颈痛

颈痛作为一种症状，在外科急诊中它既可单独出现，也可以复合形式出现。颈部除本身痛苦外、常可牵涉头部，患者往往急诊求医。主要是由于颈部在解剖结构上的特殊性。

（一）病因

1. 颈部先天性异常

如颈肋，婴幼儿时期的创伤（如分娩时器械伤）、畸形等。

2. 颈部疾病

颈椎劳损、颈椎清脆、强推综合征、肿瘤、感染、前斜角肌之综合征等。

3. 椎部外伤

包括软组织扭伤、损伤、颈椎骨折等。

4. 枕头型颈病

近年来国外学者对枕头不合适所致的颈痛报道者多，从加拿大的（Smyth）氏经过研究了非洲和中国的硬枕头后认为：枕头只托头部，而使颈部得不到支托，久而久之，因外力作用加重，致使第五、六颈椎弯曲变形，终将导致椎间盘受损。另外因翻身时造成的活动拉力，亦是形成颈病的重要原因。

5. 其他

如大面积的挛缩，从其他脏器转移到颈部的肿瘤，另外有许多胸部和上腹部疾病引起的放射性疼痛等。

（二）检查要点及相关注意事项

1. 检查要点

（1）疼痛的性质和准确部位有无压痛、颈痛与体位的关系等。

（2）有无外伤史，并须弄清外伤的原因：如交通创伤、工业性创伤、各种器械伤、运动性创伤，以及突然被动地转动扭曲过伸或过屈和肌肉紧张等。

（3）疼痛发作历史：是初发还是复发？是缓发还是骤发？如是外伤特别要问清受伤时的姿势及现场救护状况。

（4）有无并发症及放射性疼痛：如有，放射到何处，如肩、上臂、前臂、手掌或手指；问时尚须问明是否有麻木感，是否伴有眩晕、失眠及一过性脑贫血的病史等。

（5）既往头颈活动有无障碍及障碍原因。

（6）颈以下之各部位是否有感觉障碍。

2. 检查注意要点

（1）注意身体姿势：如颈椎生理性前凸的弧度是否在颈椎活动范围或受限程度。

（2）注意发现压痛点的部位及其与颈椎、枕骨、颈根部的解剖关系。

（3）注意颈椎各椎体的排列、间隙、椎体形态是否正常、棘突之间距离是否增宽。如考虑为颈椎骨折，是否伴有脱位和程度不同的脊髓损伤及休克的存在。

（4）如确诊骨折，首先应检查脊髓神经损伤的程度，即自骨折部位以下的区域，皮肤感觉是否丧失，反射功能是否消失，是否有肢体瘫痪、尿潴留或尿失禁，大便失禁等状况。

（5）注意检查颈部肌肉有无痉挛，活动受限，上肢肌肉张力有无改变，肌力如何等。

（6）上肢神经检查需注意触觉、痛觉、冷热感觉的敏感程度。

（7）上肢的血运状况：包括手指、前臂的颜色、温度是否正常。桡动脉搏动如何，特别在头转位时观察桡动脉有无搏动减弱的情况等。

（8）颈椎作常规的 X 线摄影：除正位、侧位外、另加开口位。

（三）急诊处理原则

1. 如系先天性异常，经对症处理后，转往矫形外科治疗。

2. 如系颈椎骨折，无论发生任何情况，均应作持续性牵引，并做应急抢救的必要准备，以防呼吸骤停。

3. 倘若属椎体疾病，可作积极的病因治疗，如牵引、手术、减压。颈椎支架或颈托的辅助支撑治疗也不能忽视。如在恢复期，可进行理疗并在医师指导下严格进行颈部肌肉锻炼。

4. 如考虑为椎间盘压迫神经根时，可施行脊管造影，如 X 线断层扫描，提供受压图像。

5. 发生在第 3～7 颈椎的骨折，最易发生脱位。因此须慎防脊髓神经损伤，无论是震荡还是休克，即使无损伤症状，也应当加以预防和观察。因为在骨折初期，脊髓损伤往往未能发现。

6. 体位绝对制动，有条件的医院可使用制动床架。无绝对必要，禁止任何体位移动，以免让受伤的脊髓神经再度遭受创伤。

四、胸痛

胸痛是由于胸壁、骨骼、内脏的损伤或疾病刺激神经，并经传导反映到胸外的一种症状。它往往涉及内科、外科、神经科等学科和范畴。因此在处理胸痛这一外科急症时，必须详细询问病史，判明病因。如有诊断上的困难或疑为非外科性胸痛时，可从速申请专科会诊或报请上级医师复查，切勿笼统地归结为胸痛而草草了事。

（一）病因

大致来自 6 个方面：

1. 胸壁的疾病或创伤。

2. 胸膜。

3. 肺脏。

4. 肋骨。

5. 心血管、纵隔、食道。

6. 横膈的病变和创伤。

必须指出，某些上腹部疾病也可反映到胸腔：如肝脓肿往往可累及患侧胸膜，在 X 线观察下，有时可见胸膜脓液。

（二）重要体征及诊断要点

1. 胸壁损伤或病变引起的胸痛

此种疼痛为胸痛中最常见的一种。其特征为：疼痛部位固定于病灶相应的体表，局部有明显压痛。深呼吸、咳嗽、体位改变和举、伸上臂时，因牵拉胸壁使疼痛加剧。

（1）胸壁痛的来源可分为：肌肉，肋骨、肋间神经。

（2）肌肉病变：最常见的为胸膜肌肉，局部受损，如挫伤，或因剧烈咳嗽和震动引起的胸肌及肋间肌劳损或创伤所致。诊断的依据，一是病史，二是局限性压痛，常不涉及骨及肋间神经等范畴。

（3）肋骨病变：最常见的为肋骨挫伤、肋骨骨折、骨髓炎、肋软骨炎等。其中，肋软骨炎的好发部位多在前第二肋骨与胸骨相邻之软骨部分，疼痛性质多呈针刺样的或持续性隐痛，局部可见轻微隆起，并有压痛。而限于肋骨本身。在肋骨骨折严重时，可出现反常呼吸，并可闻及骨擦音，大多由于多根肋骨双骨折，即一根肋骨两处折断，造成的胸壁软化、塌陷引起。患者常有明显的呼吸困难、发绀、休克或脓气胸等。

（4）肋间神经病变：由于病毒引起的神经炎，如流行性胸痛，带状疱疹或其他神经炎，亦可由于脊髓和脊髓病变引起神经根刺激所致。其疼痛范围多局限在病变所涉及的肋间神经分布区域。其疼痛的性质呈刺痛、烧灼痛，或刀割样痛。检查时可获得如下依据，即沿肋骨下缘肋间神经部位呈明显条状走行压痛，该区常有感觉减退或敏感变化。若系流行性胸痛初期，常有病毒感染同类症状：如畏寒、高烧、头痛等一般于一周内消退、如为带状疱疹，则以典型的泡法为依据。

2. 肺及胸膜病变

（1）发病特点和体征是：患侧胸壁运动减弱，且多伴有相应的呼吸道症状，如咳嗽、咳痰或咯血。而且往往因咳嗽和呼吸运动而使其胸痛加重。而胸壁活动则不涉及疼痛，此时不仅可闻呼吸音变异，且有原发疾病的症状和体征出现。它与胸壁压痛的鉴别在于无局限性压痛。诊断依据：病史、症状、体征、最后加胸部 X 线透视，基于此类检查大多能发现病变的部位。如系创伤引起，尤其是穿通伤或开放伤，其本身就是诊断依据。

（2）造成肺和胸膜病变的原因大致是：感染、外伤、肿瘤、肺不张、胸膜粘连，其中以外伤所致的肺破裂、血胸、气胸及急性脓胸、肺炎等。

（3）有关 X 线检查及其他特殊检查的临床价值：凡有胸痛的患者，除物理检查外，均应以胸部透视或摄影作为诊断依据之一，并可明确诊断（如体征不明显的气胸），如中年以上的患者发生胸痛，又一时查不清病因，且伴有刺激性咳嗽及痰中反复带血者，更应高度警惕支气管肺癌的可能，有条件的医院除做支气管镜检之外，可做 B 型超声波定位，并以资对照。

3. 心血管病变

其疼痛的特征为多发于胸骨后或心前区，少数在剑突下、左下腹。急诊时常易与腹部急症混淆。但心血管疾病的疼痛多次向左肩放射。同时常因感情激动和体力过度劳累后诱发或加重，这是心血管性胸痛的特殊体征之一。

心血管性胸痛的原因常见的有：心肌梗死，心绞痛，心包炎，心肌炎等。

（1）心绞痛：疼痛部位多在胸骨后，少数疼痛发生于心前区；疼痛历时短暂，1~2分钟。诱发该病的原因为：剧烈活动后，饱食，激怒；休息或含化硝酸甘油脂片缓解。亦有少数病例发生于午夜的睡眠中，起床活动后反而好转。

（2）心肌梗死：疼痛性质与心绞痛相似，但疼痛的程度往往剧烈。少数病例仅诉胸痛。疼痛一般历时较长，长达数小时以至1~2天。硝酸甘油及硝苯地平不能使之缓解，且伴有心律失常、血压降低或休克。

4. 纵隔及食道病变较少见

（1）病因：急性纵隔炎，纵隔肿瘤、食道周围炎、食道癌晚期。

（2）特征：胸痛位于胸骨后，呈持续性疼痛，急痛或钻痛，常放射到其他部位，吞咽时疼痛加剧，伴有程度不同的吞咽困难。必须指出，须谨慎鉴别纵隔炎及肿瘤。前者除上述共同特征外，伴有发热或食道穿破的可能，而后者由于肿瘤压迫神经发生持续性疼痛，晚期病例尚伴有呼吸困难、声音嘶哑及上腔静脉阻滞综合征的可能。

5. 横膈病变

包括横膈本身及横膈下病变及损伤引起。常见的疾病有：膈胸膜炎、膈下脓肿、膈疝、肝肿瘤（肝癌）、肝脓肿、阿米巴肝脓肿等。其产生疼痛的原因是膈神经受到刺激，或横膈受压所致。无论是前者还是后者，其疼痛的好发部位多在胸廓及季肋部或胸骨下段，如横膈中央受到侵害时，其疼痛可放射到肩部及颈部。

（三）急诊处置：分病因治疗及对症处理

1. 单纯胸壁挫伤者，可止痛、止血、镇静。必要时用1%普鲁卡因溶液10mL痛点封闭。如病程在48小时以上者，可施行TDP电磁波治疗。

2. 如遇开放性肋骨折，应尽早清创、扩创、洗涤创口、去除异物、清除失去活力软组织、彻底结扎止血，肋骨断端可剪除一段。创口关闭酌情而定，可缝合，亦可延期。但须以缝合肌肉关闭骨折区。在清创时如发现胸膜破裂，一律放置引流。术后给以抗生素治疗。

3. 单纯性肋骨骨折、胸壁软组织完整无缺者，且骨折断端无明显移位，骨折本身无须特殊处理。治疗以止痛、止血、镇静、并防止并发症产生。止痛方法多采用封闭，包括痛点阻滞，胶布固定。

4. 气胸往往合并血胸，也可单独存在。如系闭合性气胸，气体量不多者，仅行穿刺抽气，或待自行吸收。凡肺压缩严重或开放性气胸，应立即封闭伤口，然后作清创、引流。在急诊中凡遇张力性气胸时，应即刻从胸部插入胸腔穿刺针排气，然后再做闭式引流。是否需要开胸，应视胸内脏器受损程度决定。

5. 病因治疗

是最积极主动的方法，可根据不同疾病和外伤进行相应的治疗。如系内科疾病，一旦确诊或疑诊，即应请内科专科医师会诊，协助转科。尤其心血管疾病，一刻也不得延误。

6. 多根肋骨双骨折

紧急时常用多层厚敷料垫压软化塌陷胸壁，然后加压包扎。若有条件者，可在急症手术室内按胸部手术准备、消毒、在局部麻醉下，用不锈钢丝穿绕塌陷区的肋骨，并做肋骨牵引，以减轻反常呼吸。

7. 凡遇血胸患者，轻度者可行穿刺抽出血液，并严密观察是否继续出血。如心率、血压、呼吸稳定而又不再出血者，可对症治疗。如系胸腔大量积血，又有压迫心脏趋势时，应尽早开胸探查，修补脏器，结扎断裂血管，彻底止血，术后放置引流管或闭式引流。

如积血凝固，或血胸肌化者，应收住胸外科病房，做剖胸术，以便清除血块，剥除肺表面纤维板。除此，无法改善呼吸功能。

8. 严重的病例且痰液较多影响呼吸时，可首先使用吸引器引流，遇有严重气管阻塞而缺氧者，可行气管切开或插管，以保持通畅稳定的呼吸道。

五、腰痛

腰痛是临床急诊中较为常见的综合征之一；有腰部本身疾病或创伤所致的腰痛，也有其他脏器的疾病或创伤反映到腰部的疼痛，既有先天性造成的，如隐性脊椎裂，更多的则是后天形成的，如有损伤、劳损、感染、肿瘤、骨折，但更多的则是韧带、肌肉扭伤、挫伤、撕裂伤等。加之腰部的解剖结构特殊——后有韧带、肌肉、腰椎、关节，前则有腹部脏器，而且彼此之间交叉相连，故病变的性质、部位及原因，在诊断上比较复杂而棘手。这里只是介绍一些常见病因以及检查、诊断、处理上的一些概况。

（一）病因及诊断要点

1. 病因

患者多为体力劳动者或长期站立、蹲位者。

（1）椎动脉狭窄：常须造影才能显示。

（2）第三腰椎横突过长综合征。

（3）肌肉韧带扭伤：常见的为骶棘肌及棘间韧带。

（4）椎间盘突出：多见于第四、第五腰椎。

（5）盆腔及生殖系疾病：如子宫位置异常、盆腔及附件炎、肿瘤、痛经等。

（6）腹腔脏器疾病：腹膜后疾病、胰腺癌、恶性淋巴瘤、结肠肿瘤等。

（7）腰椎结核。

（8）风湿样脊柱炎。

（9）骨关节代谢性疾病：如肥大性关节炎，各种原因引起的脱钙症。

（10）老年性脊柱炎。

（11）脊柱及脊髓肿瘤。

（12）脊柱外伤：常见的为腰椎压缩骨折。

（13）肾病：如肾结石、肾下垂、肾感染、肾结核、肾肿瘤以及肾盂肾炎、肾周围炎。

2. 病史及诊断

（1）过去病史：包括风湿史及结核史，性病及神经病史等。

（2）腹部邻近脏器有无疾病。

（3）平时喜欢采取什么体位，或何种体位时可减轻或加重疼痛。

（4）注意年龄和职业。对女性患者须询问月经、妊娠、生育史。

（5）疼痛发生前是否受伤，如体育性外伤，以及交通事故外伤，尤其应该询问清楚：有无挤压、扭伤、扑打及高空坠伤等。

（6）病程的具体日期，时间，是初发还是复发。

（7）疼痛的部位、性质及涉及范围，如是否累及下肢，如果有这样的情况，问清是哪一侧。

（8）疼痛与体位的关系，有无放射痛，以及其放射的具体情况。

（9）治疗经过：包括接受过何种治疗。以及消退情况等。如有复发症状，须问明发作原因。

（10）疼痛与活动的关系：如站立、行走、卧床时是加剧还是减轻。

（11）症状与季节、气温的关系，其他关节有无疼痛，疼痛有无移动及游走情况。

3. 体格检查

（1）腰椎排列情况，椎体及间隙有无异常。

（2）两侧肋骨是否对称，骨盆有无倾斜。

（3）一般状况：包括体型、营养、发育以及身体素质，精神状况等。

（4）运动系统的检查：其中以腰部为主。

（5）椎体两侧肌肉发育是否对称，有无压痛及痉挛。

（6）注意痛点的准确部位及放射的走行方向等。

（7）检查脊柱形状：有无侧弯、驼背、前倾、脊柱生理前凸是否存在或增加。

（8）脊柱运动的受限程度，如弯腰至多少度为限或产生痛苦，蹲下及站起时姿势及感觉。

（9）双侧下肢有无畸形，有无功能障碍及神经反射异常。下肢肌肉的张力状况，有无肌萎缩，双侧下肢长度是否对称。

（10）有无膝部畸形，是否有扁平足及足内翻等异常。

（11）选择适应证，做如下检查：肛门及直肠指检：注意尾骨有无侧方活动和疼痛。腰椎穿刺：检查脑脊液压力、并通过送检获得细胞总数，蛋白质及糖类、氯化物，以测定椎管有无阻塞。腰骶椎的 X 线正、侧位片，必要时补加斜位。严格选择和控制下的椎管造影，必要可做 X 线体层扫描等。

（二）急诊处理

1. 能确诊的患者、可根据病因进行治疗。

2. 非外科性腰痛，可及时请专科会诊，如妇科，泌尿或肿瘤专科。

3. 对一般需要手术治疗的、牵引的病例，迅速送患者到病房住院处治。

4. 中草药及中成药可酌情选择

以祛风、通络为治疗原则，尝试临床实践普遍承认的独活寄生汤等。

5. 对单纯腰椎骨折病例，除给予止痛、止血药治疗外，嘱咐卧硬板床。目前多采用机能治疗，对恢复期，尤其必要。

6. 非手术指征的一般急性腰痛、嘱托其卧硬板床休息，或制作腰围支架支托腰部。

7. 无论对急性腰痛的疾病或创伤患者，均应常规做 X 线检查，一般是腰骶椎的正、侧位，必要时加斜位。并送检尿常规。

8. 椎管造影和 X 线断层扫描可根据患者病情和临床诊治需要而定。

9. 做腰肌锻炼，并同时配合理疗，如电兴奋，微波高频磁场的电疗。

10. 疼痛明显局限时，可用 0.5% 普鲁卡因 10mL 加地塞米松 4mg 做局部封闭。

11. 口服药除选用水杨酸制剂外，尚可使用吡罗昔康、瑞培林、芬布芬等内服。

12. 可选用针灸、按摩、水针疗法。

13. 如系不稳定椎体骨折，初步处理后，转送病房。做固定、复位或早期切开施行植骨融合术。

14. 如有脊髓震荡或脊髓休克的病例，在门诊只做必要抢救后，收住病房进行手术或牵引，如清除膜外异物、碎骨片或血肿，以及必要时作椎板切除术和植骨融合椎板等。

第三章

循环系统急症

第一节　心脏停搏与心肺脑复苏

心脏停搏是指各种急性原因导致心脏突然失去有效排血能力的病理生理状态，也意味着临床死亡的开始。心源性猝死（sudden cardiac death，SCD）是指因心脏原因引起的无法预测的自然死亡，是心脏停搏的直接后果。对于心源性猝死的时限尚未达成完全共识，目前倾向于"心脏原因所致瞬间发生或症状在1小时内发生的突发性死亡"，具有突发性和不可预测性。

心肺复苏（CPR）是针对心脏停搏采取的抢救措施。从20世纪70年代起有学者提出"心肺脑复苏"（CPCR）的概念，目的是强调脑保护和脑复苏的重要性。目前多数文献中CRP和CPCR是相通的。

一、病因

任何疾病或意外均可导致心脏停搏，一般分为心源性和非心源性两大类。

（一）心源性

心血管疾病是心脏停搏最常见且最重要的原因。其中，以冠心病及其并发症最为常见（约占80%），尤其是急性心肌梗死的早期。余下20%为其他心血管疾病所引起，如先天性冠状动脉异常、马方综合征、心肌炎、心肌病、心瓣膜病、心脏压塞及原发性电生理紊乱（如窦房结病变、预激综合征及Q-T间期延长综合征）等。

（二）非心源性

1. 严重电解质与酸碱平衡失调

严重的钾代谢紊乱易导致心律失常的发生而引起心脏停搏。高钾血症（血清钾 >6.5mmol/L）可抑制心肌收缩力和心脏自律性，引起心室内传导阻滞、心室自主心律缓慢或心室颤动而发生心脏停搏；严重的低钾血症可引起多源性室性期前收缩、非持续性阵发性室性心动过速、心室扑动和颤动，均可导致心脏停搏。血钠和血钙过低可加重高血钾的作用，低镁血症可以加重低血钾的作用，严重高钙和高镁血症也可导致房室和室内传导阻滞、室性心律失常，以致发生心室颤动。酸中毒时细胞内钾外移，使血钾增高，诱发心脏停搏。

2. 其他

如手术、治疗操作与麻醉意外；严重创伤、窒息、中毒、药物过量及脑卒中等可致呼吸衰竭甚至呼吸骤停；各种原因的休克、药物变态反应等；突发意外事件如雷击、溺水及自缢等。

（三）5H 和 5T 助记表

在美国心脏协会所发布的心肺复苏及心血管急救指南中为了帮助大家更好地记忆，把心脏停搏的常见病因归纳为 5H 和 5T，见表 3-1。

表 3-1 心脏停搏的常见病因

5H 助记表	5F 助记表
低血容量	张力性气胸
缺氧	心脏压塞
氢离子即酸中毒	中毒
低钾/高钾血症	肺栓塞
低体温	冠状动脉血栓形成

二、发病机制

（一）主要脏器对缺血缺氧的耐受力

脑是人体中最易受缺血损害的器官，耐缺氧能力也是最差的，且各部分耐受力不同：大脑为 4~6 分钟，小脑为 10~15 分钟，延髓为 20~30 分钟，脊髓为45分钟，交感神经节为60分钟。心肌和肾小管细胞在正常体温时不可逆缺氧损伤时限为30分钟，肝细胞为1~2小时，肺脏耐受时间相对较长。

（二）急性缺氧的病理机制

1. 全身性反应

儿茶酚胺释放促进外周血管收缩，以保证心、脑等重要脏器供血；无氧代谢导致乳酸生成增多，引起代谢性酸中毒，换气不足又引起呼吸性酸中毒，此时机体对儿茶酚胺反应性减弱，导致外周血管扩张，重要脏器的血流灌注减少。

2. 各器官损害

（1）脑：脑部最为严重，大脑尤以额叶和颞叶皮质更为敏感。如脑血流量保持正常的20%以上，脑神经元仍可维持正常ATP含量；脑血流量降到正常的15%左右时，ATP含量降低，细胞不能保持膜内外离子梯度，致使K^+外流、Na^+内流，加上乳酸盐堆积，细胞渗透压升高，引起脑细胞水肿；当脑血流量降至正常的10%以下时，ATP迅速丧失，代谢中断，细胞酸中毒，蛋白质及细胞变性，溶酶体酶释放，终致不可逆损伤。

（2）心脏：心脏可出现缺氧、酸中毒及儿茶酚胺增多，可使希氏束及浦氏系统自律性增高，室颤阈降低，还可改变心脏正常去极化过程，导致心律失常；严重缺氧时，心肌细胞损伤，肌纤维破裂、肿胀，加之缺氧对心脏微血管严重损伤，导致心肌收缩单位减少，再进一步发展则溶酶体膜损伤，水解酶释放，心肌超微结构受损，导致不可逆损伤。

（3）其他脏器：如呼吸循环障碍及酸中毒常伴膈肌活动增强，氧耗增加；膈肌功能严重受损可致换气不足；持久缺血缺氧可引起消化道出血、急性肾小管坏死、肠梗阻等并发症。

3. 复苏后的病理机制

（1）再灌注损伤：恢复血循环后可引起再灌注损伤，Ca^{2+}、氧自由基及Fe^{3+}在这些损害中起重要作用①无氧缺血时钙内流致细胞内Ca^{2+}增多，在线粒体中堆积的Ca^{2+}妨碍ATP的产生；Ca^{2+}激活磷脂酶A_2，游离脂肪酸积聚，使细胞膜的完整性破坏；再灌注提供氧时释放出的花生四烯酸经酶催化生成大量血栓烷，后者加重细胞损害；Ca^{2+}内流妨碍肌动-肌凝蛋白复合体的松弛使血管平滑肌痉挛，引起复苏后脑组织低灌注状态。②细胞缺血后重新氧化呼吸；

使游离氧自由基明显增加，同时无氧状态时氧自由基增加，超过自身清除能力，引起广泛的脂肪过氧化酶的连锁反应。③Fe^{3+}的破坏作用：主要是在氧自由基的促发作用下，引起 Fe^{3+} 催化的 Haber – Weiss 反应，产生反应力极强的氢氧基。

（2）"无血流"和"低灌注"的争论：根据常理推断，心肺复苏时脑细胞有少量血流灌注应该比无血流灌注好，但动物实验证明，脑血流完全中断者于复苏后损伤脑神经元的恢复比脑血流未完全中断仅有涓流灌注者（脑血流低于正常的10%）要好；而高血糖时不完全性脑缺血（低灌注）较完全性脑缺血会产生更为严重的神经功能障碍，因此在低灌注时补充葡萄糖对神经元恢复不利。

三、临床表现

心源性猝死的临床表现可分为 4 个时期，即前驱期、终末事件期、心脏停搏与生物学死亡。不同患者在各个时期表现可有明显差异。

（一）前驱期

在猝死前数日至数月，有些患者可出现胸痛、气促、疲乏、心悸等非特异性症状。亦可无前驱期表现，瞬间发生心脏停搏。

（二）终末事件期

是指心血管状态出现急剧变化到心脏停搏发生前的一段时间，自瞬间至持续 1 小时不等。心脏性猝死所定义的 1 小时，实质上是指终末事件期的时间在 1 小时内。由于猝死原因不同，终末事件的临床现象也各异。典型的表现包括：严重胸痛、急性呼吸困难、突发心悸或眩晕等。若心脏停搏瞬间发生，事先无预兆，则绝大部分是心源性。在猝死前数小时或数分钟内常有，心电活动的改变，其中以心率加快及室性异位搏动增加最为常见。因心室颤动猝死的患者，常先有室性心动过速。另有少部分患者以循环衰竭发病。

（三）心脏停搏

心脏停搏后脑血流量急剧减少，可导致意识突然丧失，伴有局部或全身性抽搐（阿－斯综合征）。心脏停搏刚发生时脑中尚存少量含氧的血液，可短暂刺激呼吸中枢，出现呼吸断续，呈叹息样或短促痉挛性呼吸，随后呼吸停止。

皮肤苍白或发绀，瞳孔散大，二便失禁。需强调的是心脏停搏的判断以意识和脉搏评估最为重要，切记避免对怀疑心脏停搏的患者进行反复测量血压和心音听诊，或等待心电图检查而延误抢救时机；瞳孔散大虽然是心脏停搏的重要指征，但反应滞后且易受药物等因素影响，所以临床上不应等瞳孔发生变化后才确诊。

（四）生物学死亡

从心脏停搏至发生生物学死亡时间的长短取决于原发病的性质以及心脏停搏至复苏开始的时间，心脏停搏发生后，大部分患者将在4~6分钟内开始发生不可逆脑损伤，随后经数分钟过渡到生物学死亡。心脏停搏发生后立即实施心肺复苏和尽早除颤，是避免发生生物学死亡的关键。心脏复苏成功后死亡的最常见的原因是中枢神经系统的损伤，其他常见原因有继发感染、低心排血量及心律失常复发等。

四、辅助检查

心脏停搏时，心脏虽丧失了泵血功能，但并非心电和心脏活动完全停止，常见的心电图类型包括心室颤动（VF）、无脉搏性室性心动过速（VT）、心室停顿和无脉搏电活动（PEA）等几种，依据是否需要进行电击除颤及电击是否能够有效恢复灌注性心律，又可分为可电击性心律和非可电击性心律两类。

1. 可电击性心律

包括VF和无脉搏VT，发病率最高，抢救成功率也最高。抢救成功的关键在于及早电击除颤和及时有效的CPR。

2. 非可电击性心律

指心室停顿和无脉搏电活动。无脉搏电活动涵盖一组不同的无脉搏心律，包括电机械分离、心室自主节律、心室逸搏节律及除颤后心室自主节律等，复苏成功率极低。

五、诊断和鉴别诊断

（一）诊断

当患者突然出现神志丧失和大动脉（如颈动脉和股动脉）搏动消失时即可

判断为心脏停搏。

（二）鉴别诊断

1. 心血管虚脱

又称血管抑制型晕厥。指急性心脏和（或）外周血管功能异常引起有效血流不足的临床综合征，可分为血管抑制型、心脏抑制型和混合型。一般症状较轻，可自行恢复，发作时呼吸、血压和动脉搏动等基本正常。

2. 惊厥和抽搐

与阿－斯综合征发作有些类似，可根据病史、生命体征状况及辅助检查鉴别。

3. 呼吸衰竭

主要表现为呼吸改变，缺氧状况明显，心脏症状轻于呼吸症状，可通过病史、体格检查及辅助检查鉴别。

六、治疗

心脏停搏一旦确诊，应立即进行心肺脑复苏，可分为三阶段：基础生命支持（basic life support，BLS）、高级生命支持（advanced life support，ALS）和复苏后处理。

无论何种原因所致的心脏停搏，现场抢救的基础生命支持措施相同，即 A（airway），保持气道通畅；B（breathing），人工呼吸；C（circulation），胸外心脏按压建立人工循环。《2015 美国心脏学会（AHA）心肺复苏与心血管急救指南》推荐对成人和儿科患者（包括儿童和婴幼儿，除外新生儿）基础生命支持（BLS）的顺序从"A－B－C"（开放气道－人工通气－胸外按压）改为"C－A－B"（胸外按压－开放气道－人工通气），同时强调延误或中断胸外按压会降低生存率，所以整个复苏过程中应尽可能避免延误和中断。

（一）基础生命支持

BLS 阶段是指心脏停搏发生后就地进行的抢救，其目的是在尽可能短的时间内进行有效的人工循环和人工呼吸，为心脑提供最低限度的血流灌注和氧供。

1. 生存链

多年来，AHA 一直采用、支持并帮助发展心血管急救（ECC）系统的概念。生存链一词为 ECC 治疗系统概念中的要素提供了有用的比喻。

（1）院内成人心脏停搏生存链中的环节：心脏停搏前疾病的监测、预防和治疗；立即识别心脏停搏并启动应急反应系统；尽早实施着重于胸外按压的心肺复苏；快速除颤；多学科心脏停搏后治疗。

（2）院外发生心脏停搏的成人生存链中的环节：立即识别心脏停搏并启动应急反应系统；尽早实施着重于胸外按压的心肺复苏，使用 AED 进行快速除颤；有效的高级生命支持（包括快速稳定和转送患者去接受心脏停搏后治疗）；多学科心脏停搏后治疗。

2. 心脏停搏的判断

心脏停搏的判断越迅速越好，只需进行患者的"有无应答""有无呼吸"和"有无心跳"，三方面的判断。院内可略有区别（如患者在监测下心脏停搏），但也应避免不必要的延误，如找听诊器听心音、量血压、接心电图、检查瞳孔等。

（1）判断患者有无反应：循环停止 10 秒，大脑可因缺氧而发生昏迷，所以意识消失是心脏停搏的首要表现。判断意识消失的方法是"轻拍高叫"。

（2）判断有无呼吸：心脏停搏患者大多数呼吸停止，偶尔也可有叹息样或不规则呼吸，有些患者则有明显气道梗阻表现。判断的方法是用眼睛观察胸廓有无隆起的同时，施救者应将自己的耳面部靠近患者的口鼻，感觉和倾听有无气息。判断时间不应超过 10 秒。

需注意：濒死叹息样呼吸不属于正常呼吸，这是心脏停搏的标志。濒死叹息样呼吸可能发生于心脏停搏后的数分钟。患者通常看起来像要迅速吸进大量空气的样子；患者的口可能是打开的，下颌、头或脖子可能会随着濒死叹息样呼吸移动；濒死叹息样呼吸可能表现有力或微弱；呼吸之间可能会间隔一段时间，因为濒死叹息样呼吸通常频率缓慢；濒死叹息样呼吸可能听起来像哼声、鼾声或呻吟声。

（3）判断有无心跳：徒手判断心跳停止的方法是触颈动脉搏动，首先用示指和中指触摸到甲状软骨，向外侧滑到甲状旁沟即可。与呼吸判断同步，判断时间不超过 10 秒。需注意，为婴儿检查脉搏时应触摸肱动脉波动；为儿童检查脉搏可触摸颈动脉或股动脉。

（4）在所有情况下，一旦确定心脏停搏发生，必须启动应急反应系统或支援，并派人去获取 AED 和急救设备。

3. 胸外按压

胸外按压通过提高胸腔内压力和直接压迫心脏产生血流。按压产生的血流可为心肌和脑组织提供一定水平的血流灌注，对于恢复自主循环和减轻脑缺氧损害非常重要。其要点如下，见图 3 - 1。

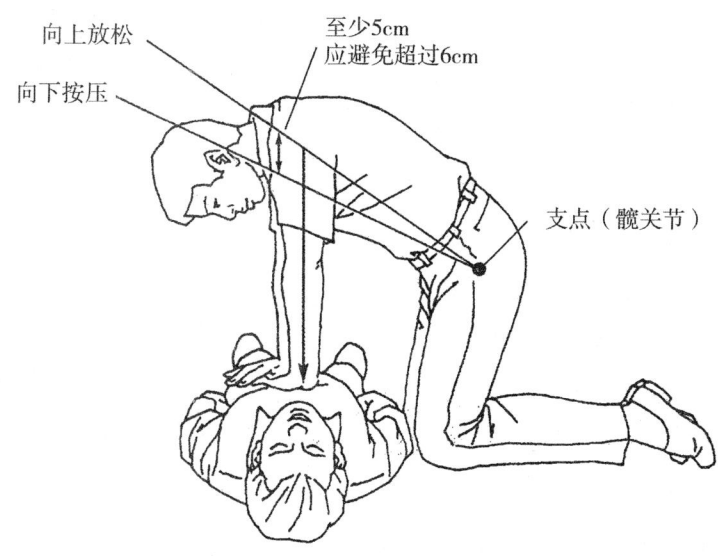

图 3 - 1　胸外心脏按压法示意图

（1）体位：患者应仰卧于硬板床或地上。

（2）按压部位：胸骨中下部位的中间，直接将手掌置于胸部中央，相当于双乳头连线水平。

（3）按压手法：抢救者位于患者一侧，以一手掌根部置于按压部位，手掌与胸骨纵轴平行以免按压肋骨，另一手掌重叠在该手背上，手指交叉并翘起。抢救者肘关节伸直，借助双臂和躯体重量向脊柱方向垂直快速下压。需注意：婴儿（单人施救）用两指按压；婴儿（双人施救）用双拇指环绕手法按压；儿童用一只或两只手按压。

（4）按压深度：成人每次按压使胸骨下压至少 5cm，但应避免超过 6cm，婴幼儿和儿童至少为胸部前后径的 1/3（婴儿约 4cm，儿童约 5cm）；按压力量要均匀，不可过猛，并最大限度减少中断；按压后放松胸骨，让胸廓充分回弹，便于心脏舒张，按压与放松的时间应大致相等，但手不能离开按压部位。施救者在按压间隙应尽量避免依靠在患者胸壁上。

（5）按压频率：100~120次/分，尽量减少胸部按压中断的次数和持续的时间。

（6）胸外按压/通气：对于所有年龄段患者实施单人CPR及对成人实施CPR均按照30∶2给予按压和通气。因小儿心脏停搏多由窒息导致，所以专业急救人员对婴儿及青春期前儿童进行双人CPR时，按压/通气可采用15∶2。

（7）轮换按压：正确的胸外按压施救者极易疲劳，因此多人施救应尽可能轮换进行，避免影响按压质量。一般5个周期（按压/通气30∶2为一个周期）约2分钟轮换1次，可利用轮换时间进行心律检查。

（8）并发症：由于按压时操作不当，可发生肋骨骨折，骨折端可刺伤心、肺、气管和腹腔脏器或直接造成脏器破裂，导致气胸、血胸和肝、脾、胃、膈肌破裂及脂肪栓塞等。

4. 开放气道

心脏停搏后昏迷患者的舌根、软腭及会厌等口咽软组织松弛后坠，极易导致上呼吸道梗阻，因此开放气道、保持呼吸道通畅是施行人工呼吸的首要条件，常用的手法有。

（1）仰头抬颏法：是最常用的开放气道手法。抢救者一手按压患者前额，轻轻使头部后仰；另一只手置于患者下颏的骨性部分，轻轻抬起使颈部前伸（图3-2）。操作时不要使劲按压颏下的软组织，以免造成人为气道堵塞。另外，如果婴儿的头部抬（伸展）离正中（嗅探位）体位，婴儿，的气道可能阻塞，因此将婴儿置于正中体位，最大限度地保持气道通畅，此时外耳道与婴儿肩部上方在同一个水平上。

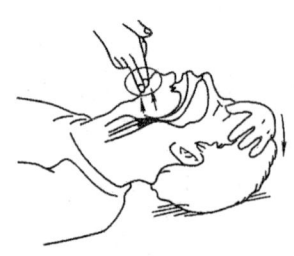

图3-2 仰头抬颏法

（2）推举下颌法：施救者站或跪在患者头顶端，将两只手分别置于患者头的两侧，将双肘置于患者仰卧的平面上，将手指置于患者的下颌角下方并用双手提起下颌，使下颌前移；如果双唇紧闭，用拇指推开下唇，使嘴巴张开（图3-3）。本法适用于怀疑颈椎损伤的患者。如果推举下颌法未能成功开放气道，应改用仰头抬颏法。

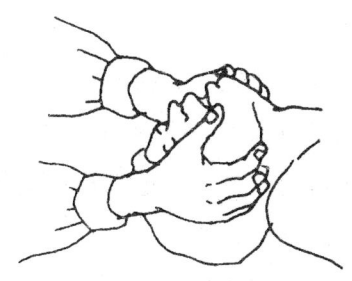

图3-3 推举下颌法

绝大多数患者的口腔软组织导致的气道梗阻通过上述手法可以清除，如果效果不佳，应查找其他导致梗阻的原因（包括口腔内异物、义齿等）。

5. 人工呼吸

无论采取何种方式通气，均要求在通气之前开始胸外按压。单人施救者应首先进行30次胸外按压，然后开放患者气道进行2次人工呼吸。需注意，10秒内继续进行胸外按压。

（1）口对口或口对鼻人工呼吸法：急救者一手捏住患者鼻孔，另一手推起患者颏部保持气道开放，眼睛观察胸廓起伏。吸一口气（不必深吸气）后，用口包住患者的口部，向里吹气，吹气持续1秒，观察到患者胸廓起伏。对口腔严重创伤不能张口或口对口通气无法密闭者等，可采用口对鼻通气；对于婴儿，最好使用口对口鼻技术。

（2）球囊-面罩人工呼吸法：院内CPR时一般用球囊-面罩进行人工通气。单人进行球囊-面罩通气操作方法为施救者站或跪在患者正上方，施救者提起下颌保持气道开放，使用E-C钳技术将面罩固定就位（将一只手的拇指和示指放在面罩一侧，形成"C"形，并将面罩边缘压向患者面部；使用剩下的手指提起下颌角，3指形成"E"形，开放气道，使面部紧贴面罩），挤压球囊给予急救呼吸（每次1秒），同时观察胸廓是否隆起，无论是否给氧，每次急救呼吸均需持续 1 秒。

6. 体表电除颤

早期体表电除颤是心脏停搏后存活的关键，因为目击下心脏停搏最常见的初始心律是心室颤动；电击除颤是治疗心室颤动的有效手段；除颤成功的可能性随时间推移而迅速下降；若不及时终止心室颤动，有可能在数分钟内转变为心室停顿等更难救治的心律失常。

（1）电除颤适应证：心室颤动或无脉搏的室性心动过速（可电击性心律）。需注意，没有证据表明电除颤对治疗心室停顿等非电击性心律有益，相反，重复电击可能导致心肌损害。目前除颤器一般都具有快速监测和诊断功能，可以确定是否存在可电击性心律需要电除颤。

（2）电击除颤操作要领：①除颤电极，可分为手柄式和粘贴式两种。手柄式需要在使用前涂抹导电胶，两个电击并无左右之分。②电击安放部位，常规是胸骨心尖位（电极位置分别在胸骨右缘第 2 肋间和左第 5 肋间腋前线），粘贴式电极还可以放置前后位（电极位置分别为左侧心前区和背部左肩胛下角处）。③除颤能量，因除颤器不同而异，双向波初始电击使用 120～200J，其后选用相同或更大剂量；单向波初始及后续电击均采用 360J；若电击成功除颤后心室颤动复发，再次电击采用先前成功除颤的电能进行。④电击次数，对所有可电击性心律电除颤治疗，均采用单次电击，单次电击完毕立即恢复 CPR，完成 5 个 30 : 2 周期（约 2 分钟）的 CPR 后，再停止 CPR（暂停时间不超过 10 秒）检查是否恢复自主心律及脉搏。

（3）特殊情况处理：胸部多毛，需剃除或黏除电极处毛发才能使用粘贴式电极；如果患者在水中需将患者从水中拉出，如果患者胸部布满水需快速擦拭胸部再行除颤；如患者已经植入除颤仪或起搏器，应避免直接将电极放在植入装置上；如电极放置位置处存在外贴薄膜或药物贴片，需去除后再行除颤。

7. 自主循环恢复（ROSC）的表现

①大动脉能触摸到搏动。②可测到血压，收缩压≥60mmHg。③发绀的口唇渐转为红润。④散大的瞳孔开始缩小。⑤甚至出现自主呼吸或意识恢复。

8. 停止心肺复苏的指征

①心肺复苏超过 30 分钟仍无生命指征（患者无反应、无呼吸、无脉搏及瞳

孔无回缩），可宣布临床死亡。②如出现复苏有效指征，可进行下一步心脏停搏后治疗。

9. BLS 医务人员抢救成人心脏停搏流程

见图 3-4。

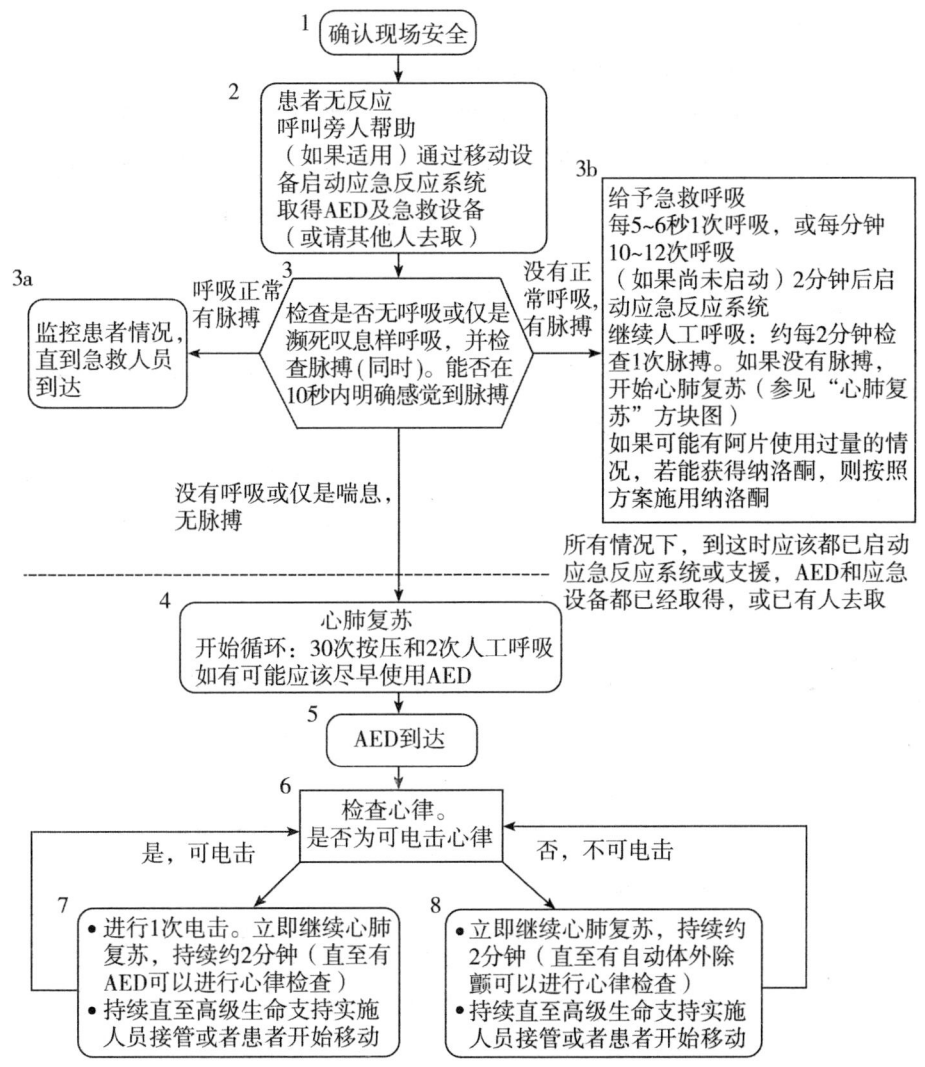

图 3-4 BLS 医务人员抢救成人心脏停搏流程（2015 年更新）

（二）高级生命支持

高级生命支持是指由专业医务人员在心脏停搏现场，或向医疗机构转送途中进行的抢救。此阶段需要借助药品、辅助设备和特殊技术恢复并保持自主呼吸和循环，包括应用复苏药物和开放静脉通路、心电监测和电击除颤、建立人工气道和实施人工通气等手段，为自主心脏复跳和脑复苏提供有利条件。

1. 呼吸管理

在 ALS 阶段，开放呼吸道和保持充分通气仍然是重要步骤。

（1）基本气道开放设备：口咽和鼻咽通气管。

（2）高级气道开放设备：气管内导管、喉罩和食管气管联合导管。一般认为气道内导管是心脏停搏时管理气道的最佳方法，后两种则可作为有效替代。

（3）人工通气和氧疗：人工通气和氧疗包括简易呼吸器、麻醉机和呼吸机应用。

2. 建立用药途径

抢救心脏停搏的用药途径有静脉途径（外周静脉和中心静脉）、骨髓腔途径及气管途径，一般优选静脉途径。

3. 复苏药物

（1）肾上腺素：就心脏复苏而言，该药被公认为是最有效且被广泛使用的标准缩血管类的首选药物。用法：推荐标准剂量为 1mg 静脉注射或骨髓腔内注射，若初次无效，可每 3~5 分钟重复注射 1 次。

（2）血管升压素：2015 年 AHA 指南中不建议 CPR 期间常规使用血管升压素。

（3）胺碘酮：是作用于心肌细胞的抗心律失常药物，通过对钠、钾和钙等离子通道的影响发挥作用。对于 VF 或血流动力学不稳定的 VT，可能改善对电除颤的反应，因此胺碘酮可用于对 CPR、电除颤和肾上腺素等治疗无反应的 VF 或无脉搏性 VT 患者。首次剂量 300mg，使用 5% 葡萄糖稀释到 20mL 静脉推注或骨髓腔内注射，无效间隔 3~5 分钟再次追加 150mg。

（4）利多卡因：是一种相对安全的抗心律失常药物，但是用于心脏停搏抢救治疗的短期或长期疗效均未得到证实，所以仅作为没有胺碘酮时应用利多卡因抢救心脏停搏。

（5）硫酸镁：可用于治疗电击无效的顽固性 VF 并可能存在低镁血症；室性快速性心律失常并可能存在低镁血症；尖端扭转型室性心动过速；洋地黄

中毒。

（6）阿托品：用于血流动力学不稳定的窦性、房性或交界性心动过缓，不建议在治疗无脉性心电活动或心脏停搏时常规使用阿托品。

（7）钙剂：仅在高钾血症、低钙血症及钙离子通道阻滞剂中毒时使用。不宜与碳酸氢钠经同一通路同时补钙。

（8）碳酸氢钠（NaHCO₃）：心搏、呼吸骤停必然导致代谢性中毒和呼吸性酸中毒，恢复酸碱平衡最有效的方法是通过高质量的 CPR 用以支持组织灌注和心排血量，争取尽早进入 ROSC，所以不是常规使用碳酸氢钠。但是血气分析 pH < 7.1（BE – 10mmol/L）时可考虑使用碳酸氢钠；同时危及生命的高钾血症、原有严重的代谢性酸中毒和三环类抑郁药中毒时要积极考虑使用碳酸氢钠。

（9）β 受体阻滞剂：不支持心脏停搏后 β 受体阻滞剂的常规使用，但因 VF 或无脉性 VT 导致心脏停搏而入院后，可以考虑尽早开始或继续口服或静脉注射 β 受体阻滞剂。

（三）复苏后处理

心脏停搏复苏后自主循环的恢复仅仅是猝死幸存者复苏后治疗过程的开始。患者在经历全身性缺血性损伤后，将进入更加复杂的缺血再灌注损伤阶段，后者是复苏后院内死亡的主要原因，称为"心脏停搏后综合征"，早期干预可有效降低患者的死亡率，进而改善患者预后。

心肺复苏后的处理原则和措施包括维持有效的循环、呼吸功能，特别是脑灌注，预防再次心脏停搏，维持水、电解质和酸碱平衡，防止脑水肿、急性肾衰竭和继发感染等，其中重点是脑复苏和脑保护。

1. 病因治疗

仔细分析心脏停搏的原因，可结合 5T5H 助记表进行分析，并及时处理。

2. 维持有效循环

（1）心血管疾病和冠状动脉缺血是心脏停搏的常见原因，因此 ROSC 后应尽快行十二导联心电图检查，明确有无 ST 段抬高和新发左束支传导阻滞，一旦高度怀疑急性心肌梗死，应立即启动相关治疗，恢复冠状动脉灌注。

（2）心脏停搏后常出现血流动力学不稳定，导致低血压、低心排血量。究其原因往往同容量不足、血管调节机制异常和心功能不全有关，因此需要继续应用缩血管药物维持血压或增加补液等，同时加强血流动力学监测。

3. 维持呼吸功能

ROSC后往往存在缺氧和高碳酸血症，随时可能发生再次心脏停搏和继发性脑损伤，所以需要充分供氧和维持正常的 $PaCO_2$ 水平。

（1）心脏停搏时间短，自主呼吸完善，可考虑继续面罩或鼻导管吸氧。

（2）ROSC后存在任何脑功能障碍，均可考虑气管插管，保障气道通畅及便于必要时机械通气。

（3）需要注意：心脏停搏后过度通气可引起低碳酸血症，导致脑血管收缩，降低脑血流量，反而加重脑缺血。

4. 防止脑缺血和脑缺氧

脑复苏是心肺脑复苏最后成功的关键。

（1）目标温度管理策略（TTM）：是指所有心脏停搏ROSC后的昏迷（对语言指令缺乏反应的成年患者），都应该采用TTM。2015AHA指南将目标温度管理调整为32～36℃。并至少维持24小时。该目标温度既可以达到脑保护效果，同时也减轻了低温相关的并发症。

（2）控制抽搐/肌阵挛：成人ROSC后，抽搐/肌阵挛发生率为5%～15%，其中40%患者处于昏迷状态。可选用苯妥英、丙泊酚（异丙酚）、巴比妥类药物，难以控制可选用肌肉松弛剂，同时进行循环监测和脑电监测。

（3）脱水：应用渗透性利尿剂配合降温处理，以减轻脑组织水肿和降低颅内压。

（4）促进早期脑血流灌注：抗凝以疏通微循环，用钙通道阻滞剂解除脑血管痉挛。

（5）高压氧治疗：高压氧能显著提高血氧张力、脑组织与脑脊液中的氧分压，增加组织氧储备，增强氧的弥散率和弥散范围，纠正脑缺氧，减轻脑水肿，降低颅内压。

（6）缺血再灌注损伤：ROSC后，恢复脑血流灌注后，损伤仍可继续。重新获得氧作为酶促氧化反应的底物，因线粒体功能障碍，产生再氧合损伤；再氧合损伤是一系列瀑布样生化反应，包括铁离子，氧自由基、一氧化氮（NO）、儿茶酚胺等释放以及钙移位等，最终结果是线粒体损伤和DNA断裂，易受损脑部位的易受损神经元死亡（凋亡），形成缺血缺氧性脑病。相关脑保护药物（如促进脑组织代谢药物、氧自由基清除剂、钙通道阻滞剂等）可能对脑细胞缺血再灌注损伤有保护作用。

5. 防止肾功能衰竭

心脏停搏时间较长或 ROSC 后一直持续低血压，则易发生急性肾损伤，原有肾脏疾病的老年患者尤为常见，需要监测尿量及肾功能，如一旦发生急性肾损伤，按专科相关处理。

6. 其他

需要及时发现和纠正水、电解质紊乱和酸碱失衡；防止继发感染；根据胃肠功能尽早进行肠内外营养支持；随访血糖，可参考普通危重患者的胰岛素治疗策略，建议将血糖控制在 8～10mmol/L 水平较为合理。

七、脑复苏后的转归

根据格拉斯哥－匹兹堡脑功能表现计分（CPC）划分为 5 级：脑功能完好；中度脑功能残障；严重脑功能残障；昏迷及植物状态；死亡。其中，昏迷及植物状态和死亡的临床判定要格外慎重。

1. 植物状态

是指具有睡眠－觉醒周期，丧失自我和环境意识，但保留部分或全部下丘脑－脑干自主功能的一种临床状态。植物状态的诊断标准包括：①没有自我和环境意识的任何表现，不能与他人交流。②对视觉、听觉、触觉或伤害性刺激，不能发生持续、可重复、有目的或自发的行为反应。③没有语言理解或表达的证据。④存在具有睡眠－觉醒周期的间断觉醒状态。⑤下丘脑－脑干自主功能保留充分，足以保障在医疗和护理下生存。⑥大小便失禁。⑦不同程度地存在脑神经反射（瞳孔对光发射、头－眼反射、角膜反射、前庭眼反射和呕吐反射）和脊髓反射。

2. 脑死亡

全脑（包括脑干）功能不可逆性丧失的状态。其诊断包括：①先决条件，昏迷原因明确，排除各种原因的可逆性昏迷。②临床判定，深昏迷、脑干反射全部消失和无自主呼吸。③确认实验，脑电图呈电静息、经颅多普勒超声无脑血流灌注或体感诱发电位 P36 以上波形消失，其中至少 1 项阳性。④观察时间，首次判定后，12 小时复查无变化，方可最后判定。

第二节　急性冠脉综合征

急性冠脉综合征（ACS）是指冠状动脉内不稳定的粥样斑块破裂或糜烂引起血栓形成所导致的心脏急性缺血综合征，涵盖了 ST 段抬高型心肌梗死（STEMI）、非 ST 段抬高型心肌梗死（NSTEMI）和不稳定型心绞痛（UA），其中非 ST 段抬高型心肌梗死和不稳定型心绞痛合称非 ST 段抬高型急性冠脉综合征（NSTE – ACS）。

急性冠脉综合征是成人心脏猝死的最主要原因。若紧急状态下对不稳定型心绞痛和急性心肌梗死鉴别不清时可以统称为急性冠脉综合征，若能明确诊断为不稳定型心绞痛或急性心肌梗死时，一般仍应使用各自的诊断名称。

一、病因

（一）危险因素

1. 年龄、性别

本病临床上多见于 40 岁以上的中老年人。近年来，临床发病年龄有年轻化趋势。与男性相比，女性发病率较低，但在更年期后发病率增加。

2. 血脂异常

脂质代谢异常是动脉粥样硬化最重要的危险因素。总胆固醇（TC）、三酰甘油（TG）、低密度脂蛋白（LDL）或极低密度脂蛋白（VLDL）增高，相应的载脂蛋白 B（ApoB）增高；高密度脂蛋白（HDL）减低，载脂蛋白 A（ApoA）降低都被认为是危险因素。此外，脂蛋白a［Lp（a）］增高也可能是独立的危险因素。在临床实践中，以 TC 及 LDL 增高最受关注。

3. 高血压

血压增高与本病关系密切。60% ~70% 的冠状动脉粥样硬化患者有高血压，高血压患者患本病较血压正常者高 3 ~4 倍。收缩压和舒张压增高都与本病密切相关。

4. 吸烟

吸烟者与不吸烟者比较，本病的发病率和病死率增高 2～6 倍，且与每日吸烟的支数呈正比。被动吸烟也是危险因素。

5. 糖尿病和糖耐量异常

糖尿病患者中不仅本病发病率较非糖尿病者高出数倍，且病变进展迅速。

6. 其他

①肥胖。②从事体力活动少，脑力活动紧张，经常有工作紧迫感者。③西方的饮食方式：常摄入较高热量、含较多动物性脂肪、胆固醇、糖和盐的食物者。④遗传因素：家族中有在年龄 < 50 岁时患本病者，其近亲得病的机会可 5 倍于无这种情况的家族。⑤性情急躁、好胜心和竞争性强、不善于劳逸结合的 A 型性格者等。

7. 新近发现的危险因素

①血中同型半胱氨酸增高。②胰岛素抵抗增强。③血中纤维蛋白原及一些凝血因子增高。④病毒、衣原体感染等。

（二）诱因

①情绪激动或紧张。②用力排便。③气温骤变或过度寒冷。④血压突发性过高或降低。⑤突发性快速型或严重过缓型心律失常。⑥创伤或剧烈疼痛。⑦严重的低血糖。⑧休息与睡眠不足。⑨某些药物影响。⑩急性冠状动脉缺血或进行性贫血。⑪严重感染。⑫甲状腺功能亢进。⑬手术或麻醉影响。

二、发病机制

冠状动脉粥样硬化斑块的不稳定是绝大多数急性冠脉综合征发病的共同机制。急性冠脉综合征患者体内往往存在易损斑块。与稳定斑块相比，易损斑块纤维帽较薄、脂核大、富含炎症细胞和组织因子。斑块破裂的主要机制包括单核巨噬细胞或肥大细胞分泌的蛋白酶（例如胶原酶、凝胶酶、基质溶解酶等）消化纤维帽；斑块内 T 淋巴细胞通过合成 γ 干扰素抑制平滑肌细胞分泌间质胶原，使斑块纤维帽变薄；动脉壁压力、斑块位置和大小、血流对斑块表面的冲击；冠状动脉内压力升高、血管痉挛、心动过速时心室过度收缩和扩张所产生的剪切力以及斑块滋养血管破裂，诱发与正常管壁交界处的斑块破裂。

极少数急性冠脉综合征由非动脉粥样硬化性疾病所致（如动脉炎、外伤、夹层、血栓栓塞、先天异常、滥用可卡因或心脏介入治疗并发症）。

三、临床表现

（一）症状

1. 典型表现

发作性胸骨后闷痛，紧缩压榨感或压迫感、烧灼感，可向左上臂、下颌、颈、背、肩部或左前臂尺侧放射，呈间断性或持续性，伴有发热、出汗、恶心、呕吐、上腹胀、呼吸困难、窒息感，甚至晕厥。持续大于 10～20 分钟，含硝酸甘油不能完全缓解时常提示急性心肌梗死。部分患者在急性心肌梗死发病前数日有乏力，胸部不适，活动时心悸、气急、烦躁、心绞痛等前驱症状。

2. 不典型表现

有牙痛、咽痛、上腹隐痛、消化不良、胸部针刺样痛或仅有呼吸困难。这些常见于老年、女性、糖尿病、慢性肾功能不全或痴呆症患者。临床缺乏典型胸痛，特别是当心电图正常或临界改变时，常易被忽略和延误治疗，应注意连续观察。

（二）体征

一般无特异性体征。心绞痛发作时常见心率增快、血压升高等；心肌梗死时可出现血压降低、心力衰竭等。心脏听诊可有各种心律失常，心尖区第一心音减弱，有时出现第四或第三心音奔马律；乳头肌缺血致二尖瓣关闭不全或断裂时心尖区可出现收缩期杂音或伴收缩中晚期喀喇音。

（三）并发症

1. 乳头肌功能失调或断裂

总发生率可高达 50%。造成不同程度的二尖瓣脱垂并关闭不全，可引起心力衰竭。重症者可在数日内死亡。

2. 心脏破裂

少见，常在起病 1 周内出现，多为心室游离壁破裂，造成猝死。偶为心室间隔破裂造成穿孔，可引起心力衰竭和休克而在数日内死亡。心脏破裂也可为亚急性，患者能存活数月。

3. 栓塞

发生率 1%～6%，见于起病后 1～2 周，可为左心室附壁血栓脱落所致，引起脑、肾、脾或四肢等动脉栓塞。也可因下肢静脉血栓形成部分脱落所致，产生肺动脉栓塞，大块肺栓塞可导致猝死。

4. 心室壁瘤

主要见于左心室，发生率 5%～20%。瘤内可发生附壁血栓心音减弱。心电图 ST 段持续抬高、超声心动图、反射性核素心脏血池显像以及左心室造影可见局部心缘突出，搏动减弱或有反常搏动。室壁瘤可导致心功能不全、栓塞和室性心律失常。

5. 心肌梗死后综合征

发生率约 10%。于急性心肌梗死后数周至数月内出现，可反复发生，表现为心包炎、胸膜炎或肺炎，有发热、胸痛等症状。

四、辅助检查

（一）实验室检查

急性心肌梗死时会出现心肌损伤标志物的升高，且其增高水平与心肌梗死范围及预后明显相关。

1. 肌红蛋白

起病后 2 小时内升高，12 小时内达到高峰；24～48 小时内恢复正常。虽然肌红蛋白在急性心肌梗死后出现最早，也十分敏感，但是特异性不是很强。

2. 肌钙蛋白 I（cTnI）或 T（cTnT）

起病 3～4 小时后升高，cTnI 于 11～24 小时达高峰，7～10 日降至正常，cTnT 于 24～48 小时达高峰，10～14 日降至正常。肌钙蛋白增高是诊断心肌梗死的敏感指标。

3. 肌酸激酶同工酶（CK - MB）

起病后 4 小时内增高，16～24 小时达高峰，3～4 日恢复正常。其升高的程度能较准确地反映梗死的范围，其高峰出现的时间是否提前有助于判断溶栓治疗成功与否。

（二）特殊检查

1. 心电图检查

心电图对心肌急性缺血、损伤、坏死及心律失常定性有重要的鉴别意义，是急性冠脉综合征必查的项目。患者应在 10 分钟内记录十二导联心电图并由经验丰富的医师进行解读，以后的 6~9 小时、24 小时及每次胸痛发作时均应进行十二导联心电图检查，若十二导联心电图正常，应描记 V_3R、V_4R、$V_7 \sim V_9$。首次心电图不能明确诊断时，需在 10~30 分钟后复查。与既往心电图进行比较有助于诊断。左束支传导阻滞患者发生心肌梗死时，心电图诊断困难，需结合临床情况仔细判断。建议尽早开始心电监测，以发现恶性心律失常。

（1）不稳定型心绞痛：心电图是否有变化常与患者冠状动脉病变的性质、程度密切相关。典型患者心电图变化的特点为，以 R 波为主的导联 ST 段呈水平或下垂形下移 $\geq 0.1 \text{mV}$，T 波低平、双向或倒置，呈一过性，心绞痛缓解后心电图可恢复正常。原有慢性冠状动脉供血不足的患者，ST-T 改变在原有改变的基础上变化更明显，发作后恢复至原来水平。如有急性发作前后心电图进行对比，则更有利于做出诊断。需要指出的是部分患者即使有心绞痛急性发作，心电图也可能表现正常，临床切不可单纯以心电图有无改变来确定诊断。部分患者也可表现为 ST 段上抬；如果发作持续时间较长，缓解后 ST 段虽然可以恢复正常，但可以出现 T 波倒置；如 T 波倒置过深，持续 24 小时未恢复正常时，需做心肌酶学检查，以排除急性心肌梗死。

（2）急性心肌梗死：①对疑诊急性心肌梗死的患者应迅速描记十八导联心电图（常规十二导联加 $V_7 \sim V_9$，$V_5R \sim V_5R$），以便为进一步治疗争取时间。②典型心电图改变表现为定位的导联出现坏死型 Q 波，损伤型 ST 段抬高和缺血型 T 波倒置。冠状动脉损伤或梗死引起的心电图导联变化、损伤解剖部位和相关并发症见表 3-2。

表3-2　冠状动脉损伤或梗死引起的心电图导联变化、损伤解剖部位和相关并发症

心电图有改变的导联	损伤/梗死相关动脉	受损部位	相关并发症
$V_1 \sim V_2$	左冠状动脉（LCA）：左前降支（LAD）-间隔支	室间隔、希氏束和束支	结下传导阻滞和束支传导阻滞
$V_3 \sim V_4$	左冠状动脉（LCA）：左前降支（LAD）-对角支	左心室前壁	左心室功能障碍、充血性心力衰竭、束支传导阻滞、完全性心脏传导阻滞和心室早期收缩（PCV）
$V_5 \sim V_6$ 加上Ⅰ和aVL	左冠状动脉（LCA）：回旋支	左心室高侧壁	左心室功能障碍、部分患者有房室结传导阻滞
Ⅱ、Ⅲ、aVF	右冠状动脉（RCA）：后降支	左心室下壁、左心室后壁	低血压、对硝酸甘油和硫酸吗啡敏感
V_4R（Ⅱ、Ⅲ、aVF）	右冠状动脉（RCA）：近支	右心室、左心室下壁、左心室后壁	低血压、结上性和房室结传导阻滞、心房纤颤/心房扑动、房性期前复合波和药物不良反应
$V_1 \sim V_4$（显著压低）	左冠状动脉回旋支或右冠状动脉后降支	左心室后壁	左心室功能障碍

（3）超急性期心电图改变：部分患者出现症状时可能处于急性心肌梗死极早期，心电尚无典型改变，因此容易漏诊，此期由于电生理不稳定，原发性心室颤动发生率高，患者易发生猝死，必须予以重视并加强床旁心电图监测。此期心电图主要特点表现为：①T波高耸，定位导联出现巨大直立的T波，此种T波变化较ST段改变出现更早。②ST段损伤型抬高，定位导联ST段变直，斜行向上偏移与T波的前支融合，背向梗死区的导联ST段呈现为"对称性"下移。③急性损伤阻滞，定位导联R波上升速度略有减慢，室壁激动时间≥0.045秒，QRS波幅增高，时限延长至0.12秒以上。

（4）心内膜下心肌梗死心电改变：无Q波性急性心肌梗死的类型之一，心电图无异常Q波，但可显示ST段普遍或在梗死导联出现明显压低≥0.2mV，继而T波倒置呈梗死性演变过程，由于此种情况有时不易与严重心肌缺血鉴别，故在处置时需结合临床症状、心肌酶学及治疗后心电图变化区分，尤其心电变化过程需有一定时间的观察，ICU医务人员应加强床旁心电监测。

（5）无Q波心肌梗死：与心内膜下急性心肌梗死心电相似，也是在QRS波群中不出现异常Q波，而相应的定位导联中R波电压呈进行性下降，ST段轻度

抬高，并有典型的 T 波衍变过程，此种心肌梗死需要结合临床表现和血清心肌酶学改变来综合鉴别。

2. 超声心动图检查

急性心肌梗死及严重心肌缺血时可见室壁节段性运动异常。同时有助于了解左心室功能，诊断室壁瘤和乳头肌功能失调等。

3. 其他影像学检查

放射性核素检查、MRI 等。

五、诊断和鉴别诊断

（一）诊断

参照《急性冠脉综合征急诊快速诊疗指南 2016》的急性冠脉综合征诊疗标准。

1. ST 段抬高型心肌梗死

正常参考值上限（ULN）或 CK－MB＞99thULN，心电图表现为 ST 段弓背向上抬高，伴有下列情况之一或以上者：①持续缺血性胸痛。②超声心动图显示节段性室壁活动异常。③冠状动脉造影异常。

2. 非 ST 段抬高型心肌梗死

cTn＞99th ULN 或 CK－MB＞99th ULN，并同时伴有下列情况之一或以上者：①持续缺血性胸痛。②心电图表现为新发的 ST 段压低或 T 波低平、倒置。③超声心动图显示节段性室壁活动异常。④冠状动脉造影异常。

3. 不稳定型心绞痛

cTn 阴性，缺血性胸痛，心电图表现为一过性 ST 段压低或 T 波低平、倒置，少见 ST 段抬高（变异型心绞痛）。

（二）危险评分和危险分层

心肌梗死溶栓治疗（TIMI）危险评分是临床上针对急性冠脉综合征患者预后的危险评分，其评分的变量来自 TIMI 试验人群经多因素 Logistic 回归分析法筛选出的对预后具有独立预测作用的变量。该评分方法简单易行，有利于判断患者临床预后情况，从而选择最佳的治疗方案，见表 3 - 3。

表 3 - 3　不稳定型心绞痛/非 ST 段抬高型心肌梗死的 TIMI 危险评分

项目	分值
年龄≥65 岁	1 分
≥3 个冠心病危险因素（高胆固醇、家族史、高血压、糖尿病、吸烟）	1 分
7 日内应用阿司匹林	1 分
冠状动脉造影显示冠状动脉堵塞≥50%	1 分
24 小时内≥2 次静息心绞痛发作	1 分
心电图 ST 段变化	1 分
心脏损伤标志物水平升高	1 分

注：总分 7 分，0～2 分为低危，3～4 分为中危，5～7 分为高危。

危险分层是一个连续的过程，需根据临床情况不断更新最初的评估。随着干预手段的介入，出血和（或）缺血风险不断变化，对患者的危险分层也发生变化，应根据个人具体情况进行个体化评估。

高龄、女性、Killip 分级 Ⅱ～Ⅳ级、既往心肌梗死史、心房颤动、前壁心肌梗死、肺部啰音、收缩压 <100mmHg（1mmHg = 0.133kPa）、心率 >100 次/分、糖尿病、cTn 明显升高等是 ST 段抬高型心肌梗死患者死亡风险增加的独立危险因素。溶栓治疗失败，伴有右心室梗死和血流动力学异常的下壁 ST 段抬高型心肌梗死患者病死率增高。合并机械性并发症的 ST 段抬高型心肌梗死患者死亡风险增大。冠状动脉造影可为 ST 段抬高型心肌梗死风险分层提供重要信息。

（三）鉴别诊断

1. 稳定型心绞痛

胸痛常由体力劳动或情绪激动（如愤怒、焦急、过度兴奋等）所诱发，饱食、寒冷、吸烟、心动过速、休克等亦可诱发。疼痛多发生于劳力或激动的当时，而不是在一日劳累之后。典型的心绞痛常在相似的条件下重复发生，但有时同样的劳力只在早晨而不在下午引起心绞痛。疼痛出现后常逐步加重，然后在 3～5 分钟内逐渐消失。停止原来诱发症状的活动或舌下含服硝酸甘油能在几分钟内使之缓解。

2. 主动脉夹层

胸痛一开始即达高峰，常放射到背部、肋部、腹部、腰部和下肢，两上肢的血压和脉搏可有明显差别，可有主动脉瓣关闭不全的表现，偶有意识模糊和偏瘫等神经系统受损症状。但无血清心肌坏死标记物升高等可资鉴别。超声心动图、X线或磁共振体层显像有助于诊断。

3. 急性肺动脉栓塞

可发生胸痛、咯血、呼吸困难和休克。但有右心负荷急剧增加的表现，如发绀、肺动脉瓣区第二心音亢进、颈静脉充盈、肝大、下肢水肿等。心电图示 I 导联 S 波加深，III 导联 Q 波显著、T 波倒置，胸导联过渡区左移，右胸导联 T 波倒置等改变，可资鉴别。

4. 急腹症

急性胰腺炎、消化性溃疡穿孔、急性胆囊炎、胆石症等，均有上腹部疼痛，可能伴休克。仔细询问病史、体格检查、心电图检查、血清心肌酶和肌钙蛋白测定可协助鉴别。

5. 急性心包炎

心包炎的疼痛与发热同时出现，呼吸和咳嗽时加重，早期即有心包摩擦音，心包摩擦音和疼痛在心包腔出现渗液时均消失；全身症状一般不如急性心肌梗死严重；心电图除 aVR 外，其余导联均有 ST 段弓背向下的抬高，T 波倒置，无异常 Q 波出现。

六、治疗

急性冠脉综合征患者的诊治需要多学科包括院前急救、急诊科、心内科、心外科、检验科和影像学科的合作。胸痛患者和（或）目击者呼叫院前急救体系或是胸痛患者首诊于急诊科，皆应在首次医疗接触（FMC）后尽可能短的时间内实施以下措施，做出初始诊断并给予相应治疗（图 3 - 5）。

（一）抗血小板、抗凝、抗缺血等治疗

1. 抗血小板治疗

①建议所有无阿司匹林禁忌证的患者均立即服用阿司匹林负荷量 300mg，继以 100mg/d 长期维持。②建议在服用阿司匹林的基础上，联合应用一种 P2Y12 受体抑制剂至少 12 个月，除非有极高出血风险等禁忌证。③P2Y12 受体抑制剂建议首选替格瑞洛（180mg 负荷量，以后每次 90mg，每日 2 次），因其

具有快速抑制血小板的作用，且不受代谢酶的影响；不能使用替格瑞洛者，建议应用氯吡格雷（300～600mg 负荷量，以后每次 75mg，每日 1 次）。④对于有高胃肠出血风险的患者，建议在双联抗血小板治疗的基础上加用质子泵抑制剂。⑤在有效的双联抗血小板及抗凝治疗情况下，不推荐造影前常规应用 GP Ⅱ b/ Ⅲ a 受体拮抗剂。

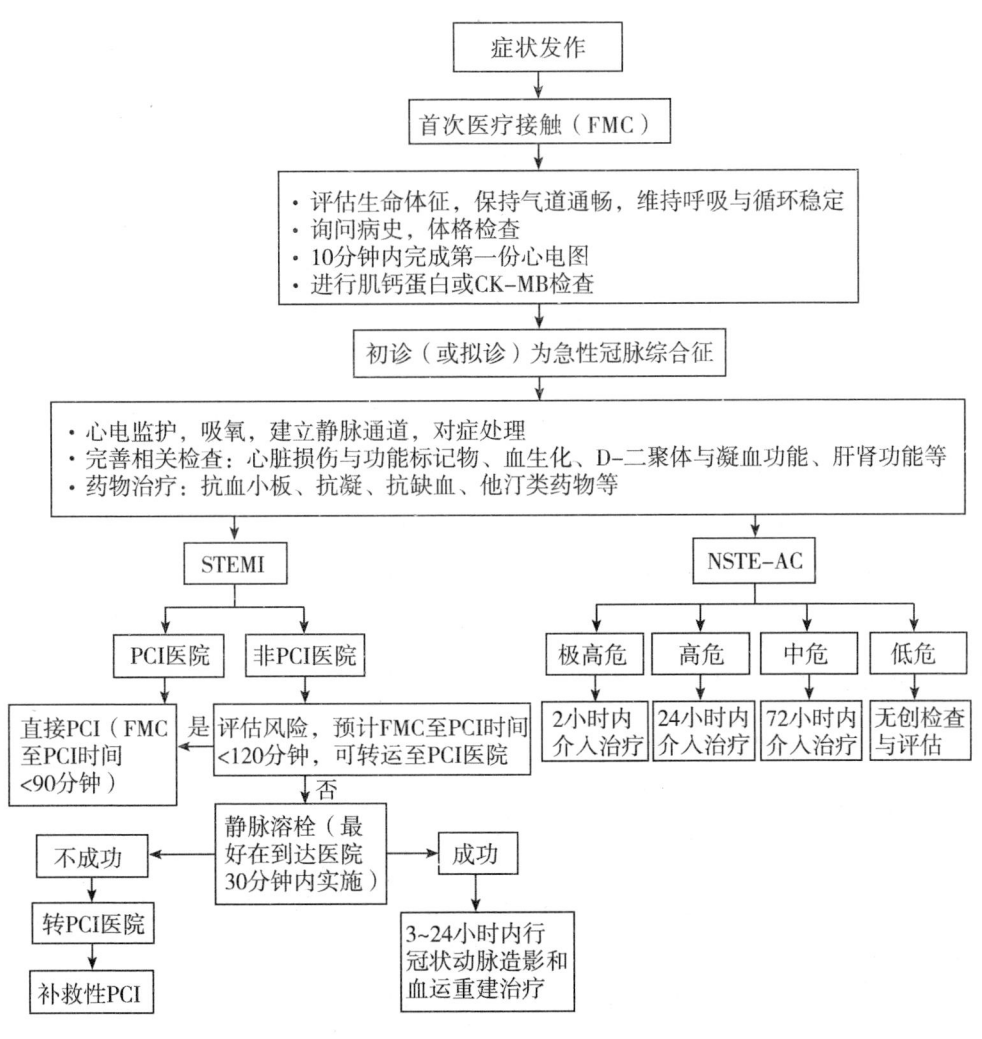

图 3 – 5　急性冠脉综合征的诊治流程

2. 抗凝治疗

①确诊为急性冠脉综合征时应用肠道外抗凝药，警惕并观察出血风险。

②建议对于接受溶栓治疗的患者，至少接受 48 小时抗凝治疗（最多 8 日或至血运重建）。③建议静脉推注普通肝素（70～100U/kg），维持活化凝血时间（ACT）250～300 秒；或皮下注射低分子量肝素（每日 2 次）。④建议对于非 ST 段抬高型急性冠脉综合征患者，使用磺达肝癸钠（2.5mg，每日 1 次，皮下注射），因其具有良好的药效和安全性。⑤建议拟行 PCI 的患者静脉推注比伐芦定 0.75mg/（kg·h），继而 1.75mg/（kg·h）静脉滴注维持 4 小时（合用或不合用替罗非班）。

3. 抗缺血和其他治疗

①建议如无 β 受体阻滞剂禁忌证的患者，在发病后 24 小时内常规口服 β 受体阻滞剂。②建议对于疑似或确诊变异型心绞痛患者，使用钙通道阻滞剂和硝酸酯类药物，避免使用 β 受体阻滞剂。③建议舌下含服或静脉应用硝酸酯类药物用于缓解缺血性胸痛、控制高血压或减轻肺水肿。④建议患者收缩压 < 90mmHg 或较基础血压降低 > 30%、严重心动过缓（< 50 次/分）或心动过速（> 100 次/分）、拟诊右心室梗死的 ST 段抬高型心肌梗死患者不使用硝酸酯类药物。⑤建议所有无血管紧张素转换酶抑制药（ACEI）禁忌证的患者均可服用血管紧张素转换酶抑制药长期治疗。⑥建议不能耐受血管紧张素转换酶抑制药者用血管紧张素受体拮抗药（ARB）替代。⑦建议所有无他汀类药物禁忌证的患者入院后尽早开始他汀类药物治疗。⑧不推荐 ST 段抬高型心肌梗死患者使用短效二氢吡啶类钙通道阻滞剂。

（二）溶栓治疗

1. ST 段抬高型心肌梗死的溶栓治疗

溶栓治疗快速、简便，在不具备 PCI 条件的医院或因各种原因使 FMC 至 PCI 时间明显延迟时，对有适应证的 ST 段抬高型心肌梗死患者，静脉内溶栓仍是好的选择，院前溶栓效果优于入院后溶栓。

（1）ST 段抬高型心肌梗死静脉溶栓治疗的推荐意见：①对发病 3 小时内的患者，溶栓治疗的即刻疗效与直接 PCI 基本相似，建议有条件时可在救护车上开始溶栓治疗。②发病 12 小时以内，预期 FMC 至 PCI 时间延迟大于 120 分钟，建议无禁忌证者宜溶栓治疗。③发病 12～24 小时仍有进行性缺血性胸痛和至少 2 个胸前导联或肢体导联 ST 段抬高 > 0.1mV，或血流动力学不稳定的患者，若无直接 PCI 条件，建议溶栓治疗是合理的。④拟行直接 PCI 前不推荐溶栓治疗。⑤ST 段压低的患者（除正后壁心肌梗死或合并 aVR 导联 ST 段抬高）不建议溶栓治疗。⑥ST 段抬高型心肌梗死发病超过 12 小时，症状已缓解或消失的患者不建议溶栓治疗。

（2）ST 段抬高型心肌梗死溶栓治疗的禁忌证

1）绝对禁忌证：①既往脑出血史。②已知脑血管结构异常（如动静脉畸形）。③颅内恶性肿瘤。④3 个月内缺血性卒中（不包括 4～5 小时内急性缺血性卒中）。⑤可疑主动脉夹层。⑥活动性出血或出血性倾向（不包括月经来潮）。⑦3 个月内严重头、面部创伤。⑧2 个月内颅内或脊柱手术。⑨严重未控制的高血压 [收缩压 >180mmHg 和（或）舒张压 >110mmHg]，对紧急治疗无反应。

2）相对禁忌证：①年龄 ≥75 岁。②3 个月前有缺血性卒中。③创伤（3 周内）或持续 >10 分钟心肺复苏。④3 周内接受过大手术。⑤4 周内有内脏出血。⑥近期（2 周内）不能压迫止血部位的大血管穿刺。⑦妊娠。⑧不符合绝对禁忌证的已知其他颅内病变。⑨活动性消化性溃疡。⑩正在使用抗凝药物（INR 越高，出血风险越大）。

（3）常用溶栓药物的种类与用法

1）替奈普酶：单次给药 30～50mg，5～10 秒弹丸式静脉注射。

2）瑞替普酶：1 000 万 U（18mg）缓慢静脉注射（2 分钟以上），间隔 30 分钟同等剂量重复给药 1 次。使用单独的静脉通路，不能与其他药物混合给药溶栓前先给普通肝素 60U/kg（最大量 4 000U）静脉注射，溶栓结束后以 12U/（kg·h）的速度静脉滴注维持至少 48 小时，监测 APTT，控制在对照值的 1.5～2 倍；其后可改为低分子量肝素皮下注射，每 12 小时 1 次，连用 3～5 日。

3）阿替普酶：对于症状发生在 6 小时以内的患者，采取 90 分钟加速给药法，即先静脉推注 15mg，继而 30 分钟内静脉滴注 0.75mg/kg（最大剂量不超过 50mg），其后 60 分钟内再给予 0.5mg/kg（最大剂量不超过 35mg）静脉滴注。对于症状发生在 6～12 小时内的患者，采取 3 小时给药法：先静脉推注 10mg，余量每 30 分钟静脉滴注 10mg，至 3 小时滴完，最大剂量为 100mg。体重在 65kg 以下的患者，给药总剂量不超过 15mg/kg。抗凝治疗参照瑞替普酶方案。

4）尿激酶：150万U溶于100mL生理盐水，30分钟内静脉滴注。

5）重组人尿激酶原：20mg溶于10mL生理盐水，3分钟内静脉推注，继以30mg溶于90mL生理盐水，30分钟内静脉滴完。

（4）溶栓疗效的评估：血管再通的间接判定指标①60~90分钟内心电图抬高的ST段至少回落50%。②肌钙蛋白（cTn）峰值提前至发病12小时内，CK-MB峰值提前到14小时内。③2小时内胸痛症状明显缓解。④2~3小时内出现再灌注心律失常，如加速性室性自主心律、房室传导阻滞、束支传导阻滞突然改善或消失，或下壁心肌梗死患者出现一过性窦性心动过缓、窦房传导阻滞，伴或不伴低血压。

（5）溶栓后PCI：①建议所有患者溶栓后应尽早（24小时内）送至PCI中心。②建议溶栓成功3~24小时内行冠状动脉造影并对梗死相关血管行血运重建。③溶栓后出现心源性休克或急性严重心力衰竭时，建议行急诊冠状动脉造影并对相关血管行血运重建。④建议对溶栓治疗失败患者行急诊补救性PCI。⑤溶栓成功后，如果出现再发缺血、血流动力学不稳定，以及危及生命的室性心律失常或有再次闭塞证据时，建议行急诊PCI。

2. 非ST段抬高型急性冠脉综合征的溶栓治疗

不推荐行静脉溶栓治疗。

（三）PCI治疗

1. ST段抬高型心肌梗死患者的PCI治疗

①发病12小时内（包括正后壁心肌梗死）或伴有新出现左束支传导阻滞的患者。②伴严重急性心力衰竭或心源性休克时（不受发病时间限制）。③发病12~24小时内具有临床和（或）心电图进行性缺血证据。④对因就诊延迟（发病后12~48小时）并具有临床和（或）心电图缺血证据的患者直接行PCI。

2. 非ST段抬高型急性冠脉综合征的PCI治疗

准确危险分层，早期识别高危患者。对于极高危或高危患者，建议采取积极的早期介入策略。非ST段抬高型急性冠脉综合征侵入性评估和血运重建的推荐意见如下。

（1）极高危缺血患者，包括：①血流动力学不稳定或心源性休克。②危及生命的心律失常或心脏停搏。③心肌梗死机械性并发症。④急性心力衰竭伴难治性心绞痛和 ST 段改变。⑤再发 ST－T 动态演变，尤其是伴有间歇性 ST 段抬高。建议行紧急冠状动脉造影（<2 小时）。

（2）高危缺血患者，包括：①cTn 动态改变。②ST 段或 T 波动态演变（有或无症状）。③GRACE 评分 >140 分。建议早期介入策略（24 小时）。

（3）中危缺血患者，包括：①糖尿病。②肾功能不全，估算肾小球滤过率（eGFR） < 60mL/（min · 1.73m²）。③左心室功能下降（左心室射血分数 < 40%）或充血性心力衰竭。④早期心肌梗死后心绞痛。⑤近期行 PCI 治疗。⑥既往行冠状动脉旁路移植术（CABG）治疗。⑦GRACE 评分 > 109 分但 <140 分。⑧无创检查时反复出现缺血症状。建议介入策略（<72 小时）。

（4）对无症状的低危患者，建议先行非侵入性检查（如无创负荷试验、心脏超声等），寻找缺血证据，再决定是否采用介入策略。

（四）急诊特殊临床情况处理

1. 急性冠脉综合征患者接受双联抗血小板治疗时常合用质子泵抑制剂（PPI）以减少消化道出血风险。

2. **急性冠脉综合征合并消化道出血的处理**

急性消化道出血总的治疗原则是多学科合作、共同商讨，平衡获益与风险以决定是否停用抗血小板药物；大剂量静脉应用质子泵抑制剂；必要时输血或内镜下止血。严重出血的患者需暂时停用抗血小板药物，并严格掌握输血适应证：对血流动力学稳定、血细胞比容 >25% 或血红蛋白 >80g/L 的患者可暂不输血。质子泵抑制剂是预防和治疗阿司匹林相关消化道损伤的首选药物。阿司匹林导致的消化道出血在经过质子泵抑制剂治疗和（或）内镜下止血后，严密监测至少24 小时，如没有发生再出血，可重新开始抗血小板治疗，但需与质子泵抑制剂联合用药，同时密切监测患者出血复发的可能。

3. ST 段抬高型心肌梗死患者心源性休克的处理

心源性休克可为 ST 段抬高型心肌梗死首发表现，也可发生在急性期的任何时段。必要时需行血流动力学监测，以评价左心功能的变化、指导治疗及监测疗效。除 ST 段抬高型心肌梗死一般处理措施外，静脉滴注正性肌力药物有助于稳定患者的血流动力学。严重低血压时静脉滴注多巴胺的剂量为［5～15μg/

（kg·min）]，必要时可同时静脉滴注多巴酚丁胺 [3～10μg/（kg·min）]。大剂量多巴胺无效时也可静脉滴注去甲肾上腺素 2～8μg/min。

4. 血小板减少患者的抗栓处理

在治疗时，若出现血小板减少到 <100×10⁹/L（或者较血小板计数基础值相对下降 >50%），立刻停用肝素（普通肝素、低分子量肝素或者其他肝素类药物）。如治疗前有明确的血小板减少至（30～40）×10⁹/L，抗凝要选择进一步导致血小板减少可能性最小的药物，在冠状动脉造影前应用磺达肝癸钠或比伐芦定。由于比较不同抗血小板药物的随机对照研究一般会排除血小板减少患者，目前没有证据指导对这类患者应用优化的抗血小板治疗方案，可以实施阿司匹林联合氯吡格雷为基础的初始治疗。治疗过程中需监测血小板计数和出血倾向，若血小板计数持续减少，需立刻停止肝素和抗血小板药物。

七、中医中药

急性冠脉综合征一般归属于中医学"胸痹""心痛""真心痛"的范畴。胸痹病名始见于《金匮要略》，该书认为本病的病机特点为"阳微阴弦"，即上焦阳气不足，下焦阴寒气盛，阴乘阳位而形成本病。其病因主要包括寒邪入侵、饮食不当、情志失调、年老体虚等。其病机有虚、实两方面：实为寒凝、气滞、血瘀、痰阻，痹遏胸阳，阻滞心脉；虚为心、脾、肝、肾亏虚，心脉失养。

其辨证分型主要有心血瘀阻证、痰浊壅塞证、阴寒凝滞证、心肾阴虚证、气阴两虚证、阳气虚衰证。心血瘀阻证治以活血化瘀、通络止痛，方选血府逐瘀汤加减。痰浊壅塞证治以通阳泄浊、豁痰开结，方选栝蒌薤白半夏汤加味。阴寒凝滞证治以辛温通阳、开痹散寒，方选栝蒌薤白白酒汤加枳实、桂枝、附子、丹参、檀香。心肾阴虚证治以滋阴益肾、养心安神，方选左归饮加减。气阴两虚证治以益气养阴、活血通络之法，方选生脉散合人参养营汤加减。阳气虚衰证治以益气温阳、活血通络之法，方选参附汤合右归饮加减。

近年来，治疗胸痹心痛病的各种单方、成药种类较多，均有一定疗效。比如冠心苏合丸，主要用于寒凝气滞、心脉不通之证；速效救心丸可以行气活血、祛瘀止痛，用于气滞血瘀之证；麝香保心丸则具有芳香温通、益气强心之效，可用于气滞、寒凝、血瘀之胸痹。针灸可针刺内关透外关、心俞、足三里等。

第三节 高血压急症

高血压危象通常是指血压急剧过度升高，舒张压超过 120 ～ 130mmHg（16.0 ～ 17.3kPa）引发的严重临床状态。由于患者血压骤然升高常常引起靶器官功能能急性障碍或衰竭，鉴于引发靶器官功能障碍不同，临床表现也不尽相同。目前国内外更多地用高血压急症和高血压亚急症替代原高血压危象的概念。

高血压急症一般是指患者舒张压 > 120mmHg（16.0kPa），伴有急性或进行性的靶器官损害。高血压亚急症同样血压严重升高，但不伴有或仅有轻微的靶器官损害。

一、病因

原发性高血压或原发性高血压急剧加重、各种原因诱发的恶性或急进性高血压、急性肾动脉栓形成或栓塞、先兆子痫或子痫；也可见于急性肾炎或慢性肾炎加重、各种原因引起的急性肾缺血；少见原因也可见于库欣综合征、嗜铬细胞瘤、肾上腺肿瘤、甲状腺功能亢进及其术后。

平素没有高血压史的患者到医院突然出现血压过高，除应该注意原发病和医源性因素外，还应注意患者是否有高度精神紧张、焦虑、失眠以及各种原因引起的疼痛。

二、发病机制

长期高血压状态使血管内皮损伤、通透性增加，内皮相关缩血管因子释放增加，血管平滑肌细胞增生及纤维化导致血管自身调节能力和顺应性降低、血管重构，血管对突发高血压的应变调节能力降低。

当短期内血压升高的速度或程度超过了血管的调节能力和范围时，血管扩张引起周围组织水肿（如脑水肿或视盘水肿），同时交感－肾上腺素系统和肾素－血管紧张素系统活性增强，交感神经、儿茶酚胺类和醛固酮等神经递质释放，兴奋心血管系统 α、β 受体，导致全身血管收缩、通透性增加，血小板和凝血级联反应激活及纤维蛋白沉积，导致小动脉纤维素样坏死，进一步引起脏器缺血及损伤性血管活性介质（如 IL－6 等）释放。

各种机制协同作用、恶性循环，最终出现血压急剧升高、靶器官功能障碍等高血压急症的临床表现。

三、临床表现

（一）症状和体征

高血压急症的临床表现除血压增高外常因受累靶器官的不同而异。

1. 高血压急症的一般临床特点

（1）血压急剧升高，尤以收缩压变化明显，常超过 200mmHg，甚至可达 260mmHg 以上。

（2）多半有烦躁不安，面色苍白，多汗，手足颤抖，心动过速等自主神经功能失调的症状或体征。

（3）多易发生在原发性高血压的早期阶段，也可以见于症状性高血压。

2. 全身各主要靶器官常同时受累

同一患者易发生多个器官急性功能不全的改变，如心绞痛急性发作、急性心力衰竭、急性肺水肿、急性肾损伤等。

（1）神经系统损伤：可出现包括剧烈头痛、恶心呕吐、肢体抽搐、癫痫发作、失语、失明、神志模糊、嗜睡、木僵及昏迷等；可伴发高血压脑病或脑血管意外。

（2）心血管系统损伤：可出现胸闷、气促、咳嗽、咳粉红色泡沫痰及胸痛、黑矇、阿－斯综合征等；可伴发急性左心衰、急性冠脉综合征（ACS）、急性主动脉夹层等。

（3）消化系统损伤：可出现恶心呕吐、消化道出血等。

（4）肾脏损伤：可出现少尿、血尿，甚至急性肾损伤等。

（二）高血压急症的特殊亚型

1. 急进型高血压

是指病情一开始即为急剧进展，或经过数年的缓慢过程后突然迅速发展。此种类型常见于40岁以下的青年人和老年人，临床上表现为血压显著升高，常持续在200/130mmHg以上，眼底检查无视盘水肿的综合征。

2. 恶性高血压

是指血压显著升高，舒张压持续≥130mmHg，并伴有血管损害的临床综合征。其特点表现为血压升高明显，常超过230/130mmHg；同时伴有视网膜出血、渗出和视盘水肿；肾脏损害突出，持续蛋白尿、血尿与管型尿；临床上起病急，多见于年轻人，进展快。

四、辅助检查

（一）实验室检查

一般缺乏特殊临床意义。有时可有血白细胞升高、尿红细胞及尿蛋白等；生化检查可有血肌酐、尿素氮及胆红素升高等。同高血压急症累及的靶器官严重情况有相关性。

（二）特殊检查

1. 头部 CT

对有肢体运动异常或昏迷者应做头部 CT 检查以排除脑血管意外。

2. 肾脏彩超

慢性肾功能障碍者常伴有肾脏萎缩，而嗜铬细胞瘤者常有肾上腺区的占位性改变。

3. 胸片或胸透

急性心力衰竭或急性肺水肿可伴有肺部 X 线改变，出现肺纹理增强紊乱，呈现片状云雾形或肺门阴影增大呈蝶形及 Kerley A 或 B 线；心影增大，呈主动脉型或主动脉弓迂曲延长。

4. CT 或 MRI

对疑为急性主动脉夹层者普通胸片常缺乏特异性诊断，可行疑似部位的 CT 或 MRI 检查。

五、诊断和鉴别诊断

（一）诊断

高血压急症无论是发生在原发性高血压的基础上，还是发生在急进型高血压的基础上，其临床最显出的共同特点就是血压明显升高，同时伴发受累器官发生相应的临床改变。

（二）鉴别诊断

高血压急症可与高血压亚急症相鉴别，亚急症是指血压明显升高但不伴严重临床症状及进行性靶器官损害。患者可以有血压明显升高造成的症状，如头痛、胸闷、鼻出血和烦躁不安等。因此血压升高的程度不是区别高血压急症与亚急症的标准，区别两者的唯一标准是有无新近发生的急性进行性靶器官损害。

六、治疗

（一）治疗原则

尽快适应降压，及时控制抽搐，阻止靶器官进一步损害。

1. 在严密检测血压、尿量和生命体征的情况下，应视临床情况的不同使用短效静脉降压药物，酌情使用有效的镇静药。

2. 降压过程中要严密观察靶器官的功能状况。

3. 一般情况下，初始阶段（数分钟到 1 小时内）血压控制的目标为平均动脉压的降低幅度不超过治疗前水平的25%。在随后的2~6小时内将血压降至较安全水平，一般为160/100mmHg左右，如果可耐受这样的血压水平，临床情况稳定，在以后24~48小时逐步降低血压达到正常水平。

4. 降压时需充分考虑到患者的年龄、病程、血压升高的程度、靶器官损害和合并的临床状况，因人而异地制订具体的方案。①如果患者为急性冠脉综合征或以前没有高血压病史的高血压脑病（如急性肾小球肾炎所致等），初始目标血压水平可适当降低。②对于收缩压在150~220mmHg的脑出血患者，若无急性降压治疗的禁忌，将收缩压紧急降至140mmHg是安全的。③若为主动脉夹层动脉瘤，在患者可以耐受的情况下，降压的目标应该低至收缩压100~110mmHg，一般需要联合使用降压药，并要重视足量的β受体阻滞剂的使用。

5. 对高血压亚急症患者，可在24~28小时将血压缓慢降至160/100mmHg。许多高血压亚急症患者可通过口服降压药控制。

（二）具体措施

1. 快速降压药物

（1）硝普钠：以 $0.5 \sim 8\mu g/$（kg·mm）静脉泵入，根据血压调整剂量。

（2）酚妥拉明：$0.1 \sim 0.5mg/min$ 静脉泵入，必要时可在静脉点滴前以 5mg 静脉注射作为负荷量。

（3）乌拉地尔：$100 \sim 300\mu g/min$。

（4）尼卡地平：$0.5 \sim 10\mu g/$（kg·min）静脉泵入。

（5）艾司洛尔：$250 \sim 500\mu g/kg$ 静脉推注，后 $50 \sim 300\mu g/$（kg·min）静脉泵入。

（6）硝酸甘油：$5 \sim 10\mu g/min$ 静脉泵入，并逐渐递增剂量，有效剂量为 $50 \sim 100\mu g/min$。

（7）硫酸镁：$1.0 \sim 2.5g$ 加入 5% 葡萄糖溶液 $20 \sim 100mL$ 静脉推注。

2. 快速脱水剂

（1）呋塞米：$20 \sim 40mg$，静脉推注，适用于急性左心衰或急性肺水肿。

（2）甘露醇：250mL 快速静脉滴注，适用于高血压脑病或高血压伴脑血管意外。

3. 镇静剂

地西泮 10mg 静脉推注或肌内注射。

4. 监测

有条件时应做颅内压检测及血流动力学监测。

（三）治疗时注意事项

1. 老年人由于器官功能多处于临界状态，抢救时血压不宜大幅度骤降。

2. 疑为急性左心衰或急性肺水肿者不宜选用高渗脱水剂。

3. 高血压伴发脑出血同时发生应激性溃疡出血者，不宜选择快速长效降压药物。

4. 高血压伴发急性心肌梗死时，降压宜选用半衰期较短的硝酸酯类或 β 受体阻滞剂。

5. 子痫可以硫酸镁作为降压的首选药物。

七、中医中药

高血压急症，中医归属于中医"眩晕"范围。眩即眼花（目眩），晕即头晕，两者常同时并见，轻者闭目可止，旋转不定，不能站立，或伴有恶心、呕吐、汗出、面色苍白等症状。眩晕一证，首载于《黄帝内经》《素问·至真要大论篇》云"诸风掉眩，皆属于肝"，故其病因主要包括肝阳上亢、气血亏虚、肾精不足、痰湿中阻，其病机不外虚实两端。虚者髓海不足，或气血亏虚，清窍失养；实者为风、火、痰、瘀扰乱清空。

其辨证分型主要可分为肝肾不足、肝阳上亢；中气亏虚、痰瘀阻络。肝肾不足、肝阳上亢，治以滋补肝肾、平肝潜阳，方选天麻钩藤饮加减。中气亏虚、痰瘀阻络，治以补气升阳、化痰通络，方选益气聪明汤加减。另外，可以选用针灸治疗，选用风池、内关、合谷、丰隆穴，采取泻法。

第四章

呼吸系统急症

第一节　重症肺炎

肺炎指终末气道、肺泡和肺间质的炎症，可由病原微生物、免疫损伤、免疫因素、过敏及药物所致。其中细菌性肺炎是最常见的肺炎，也是最常见的感染性疾病之一。

肺炎根据患病环境可分为社区获得性肺炎（CAP）和医院获得性肺炎（HAP）。社区获得性肺炎是指在医院外罹患的感染性肺实质性（含肺泡壁，即广义上的肺间质）炎症，包括具有明确潜伏期的病原体感染而在入院后平均潜伏期内发病的肺炎。医院获得性肺炎是指患者入院时不存在，也不处于潜伏期，而在入院 48 小时在医院内发生的肺炎。随着 65 岁以上老年人比例增加，社区获得性肺炎发病率有增加趋势。大多数社区获得性肺炎患者门诊治疗即可，病死率较低（<1%～5%），需住院患者病死率较高（约 15%）。社区获得性肺炎、医院获得性肺炎均可引起重症肺炎。因社会人口老龄化，肺炎病原菌谱变化较大，耐药性变化，尤其是多耐药病原体增加等多因素，导致肺炎的治疗目前仍具有挑战性。重症肺炎的病死率高达 30%～50%，可导致严重的并发症，加重医疗经济负担。

一、病因

（一）细菌性肺炎

如肺炎链球菌、金黄色葡萄球菌、甲型溶血性链球菌、肺炎克雷伯杆菌、流感嗜血杆菌、铜绿假单胞菌肺炎和鲍曼不动杆菌等。

（二）非典型病原体所致肺炎

如军团菌、支原体和衣原体等。

（三）病毒性肺炎

如冠状病毒、腺病毒、呼吸道合胞病毒、流感病毒、麻疹病毒、巨细胞病毒、单纯疱疹病毒等。

（四）肺真菌病

如念珠菌、曲霉、隐球菌、肺孢子菌、毛霉等。

（五）其他病原体所致肺炎

如立克次体（如 Q 热立克次体）、弓形体（如鼠弓形体）、寄生虫（如肺包虫、肺吸虫、肺血吸虫）等。

（六）理化因素所致的肺炎

如放射性损伤引起的放射性肺炎，胃酸吸入引起的化学性肺炎，对吸入或内源性脂类物质产生炎症反应的类脂性肺炎等。

二、发病机制

正常的呼吸道免疫防御机制（支气管内黏液纤毛运载系统、肺泡巨噬细胞等细胞防御的完整性等）使气管隆凸以下的呼吸道保持无菌。是否发生肺炎取决于两个因素：病原体和宿主因素。如果病原体数量多、毒力强和（或）宿主呼吸道局部和全身免疫防御系统损害，即可发生肺炎。

病原体可通过下列途径引起社区获得性肺炎：①空气吸入。②血行播散。③邻近感染部位蔓延。④上呼吸道定植菌的误吸。医院获得性肺炎还可通过误吸胃肠道的定植菌（胃食管反流）和通过人工气道吸入环境中的致病菌引起。病原体直接抵达下呼吸道后，滋生繁殖，引起肺泡毛细血管充血、水肿，肺泡内纤维蛋白渗出及细胞浸润。除了金黄色葡萄球菌、铜绿假单胞菌和肺炎克雷伯杆菌等可引起肺组织的坏死性病变易形成空洞外，肺炎治愈后多不遗留瘢痕，肺的结构与功能均可恢复。

三、临床表现

（一）症状

细菌性肺炎的症状可轻可重，决定于病原体和宿主的状态。常见症状为咳嗽、咳痰，或原有呼吸道症状加重，并出现脓性痰或血痰，伴或不伴胸痛。病变范围大者可有呼吸困难，呼吸窘迫。大多数患者有发热。

（二）体征

早期肺部体征无明显异常，重症者可有呼吸频率增快，鼻翼扇动，发绀。肺实变时有典型的体征，如叩诊浊音、语颤增强和支气管呼吸音等，也可闻及湿啰音。并发胸腔积液者，患侧胸部叩诊浊音，语颤减弱，呼吸音减弱。

（三）肺炎的严重程度评估

肺炎的严重程度取决于三个主要因素：肺部局部炎症程度、肺部炎症的播散和全身炎症反应程度。

目前，用于评估肺炎病情严重程度的评分标准有很多，最常使用的是CURB-65评分、临床肺部感染评分（CPIS）和PSI评分。CURB-65是其中一个较简单实用的评分系统。该方法只使用5个简单标准规定较低风险患者的不良事件，包括：①意识不清。②尿毒症（BUN>20mg/dl）。③呼吸频率>30次/分。④收缩压<90mmHg或舒张压≤60mmHg。⑤年龄≥65岁。具备的危险因素越多，30日病死率越大：0个危险因素病死率0.7%，2个危险因素病死率9.2%，5个危险因素病死率57%。有0~1个危险因素的患者可以门诊治疗，有2个危险因素的应住院，有3个或3个以上危险因素的应收住ICU。

四、辅助检查

(一) 实验室检查

1. 血、尿、粪常规

血常规重点关注白细胞及其分类、红细胞 (RBC)、血红蛋白 (Hb) 及血细胞比容 (HCT)、血小板 (PLT)。意义:①了解感染严重程度。②指导液体复苏。其中血小板进行性下降多提示预后不良。

2. 生化检查

包括乳酸、肝功能 (转氨酶、胆红素、白/球比)、肾功能 (肌酐、尿素氮)、血糖、电解质、白蛋白等监测指标。其中乳酸 ≥4mmol/L 多提示预后不良,而乳酸持续增高较单次测定值更能反映预后,建议连续监测。

3. 动脉血气分析

重症肺炎患者应第一时间检查并连续多次监测动脉血气分析,同时记录标本采集时的吸氧浓度。重点关注 pH、PaO_2、$PaCO_2$、BE、HCO_3^-。意义:①维持机体酸碱平衡。②改善缺氧、纠正 CO_2 潴留。③协助机械通气患者呼吸机参数调整。

4. 凝血功能

重症感染及其炎症反应可导致凝血功能障碍、血栓形成及出血风险,严重者可引起弥散性血管内凝血 (DIC) 的发生。故凝血四项及 D - 二聚体等检查应作为重症肺炎患者的常规检测和监测指标。

5. C反应蛋白 (CRP)

CRP 可以较好地反映机体的急性炎症状态,敏感性高。但对感染或非感染性疾病的鉴别缺乏足够的特异性,也不能用于细菌性感染和病毒性感染之间的鉴别。

6. 降钙素原 (PCT)

PCT 是细菌感染早期的一个诊断指标,并与感染的严重程度和预后密切相关。

7. 病原学诊断

重症肺炎患者推荐病原学检查方法包括:痰涂片及培养、血培养、胸腔积液培养、肺泡灌洗、非典型病原体筛查、呼吸道病毒筛查、嗜肺军团菌 1 型尿抗原及肺炎链球菌尿抗原等。目前细菌学的标准为呼吸道分泌物细菌计数 > $10^5 CFU/mL$，肺泡灌洗液 $>10^4 CFU/mL$ 及防污染毛刷 $>10^3 CFU/mL$ 即可判定阳性结果。

（二）特殊检查

肺炎患者应于入院时常规进行正侧位 X 线检查，对于体位受限及不方便移动的患者可行床旁胸片检查。如条件许可应行胸部 CT 进一步了解肺部情况。对于复查时机，目前国内外并无权威的统一推荐，但对于重症患者，尤其初始治疗无反应甚至加重时，需注意复查影像学并与之前结果进行比较。

重症肺炎的诊断及病情评估，需利用现有的病情及脏器功能评分系统、实验室检查、病原学检查及影像学检查等综合考虑，以指导临床治疗（表 4 - 1）。

表 4 - 1　常见肺炎的症状、体征和 X 线特征

病原体	病史、症状和体征	X 线征象
肺炎链球菌	起病急、寒战、高热、咳铁锈色痰、胸痛、肺实变体征	肺叶或肺段实变，无空洞，可伴胸腔积液
金黄色葡萄球菌	起病急、寒战、高热、脓血痰、气急、毒血症症状、休克	肺叶或小叶浸润，早期空洞，脓胸，可见液气囊腔
肺炎克雷伯杆菌	起病急、寒战、高热、全身衰竭、咳砖红色胶冻状痰	肺叶或肺段实变，蜂窝状脓肿，叶间隙下坠
铜绿假单胞菌	毒血症症状明显，脓痰，可呈蓝绿色	弥漫性支气管炎，早期肺脓肿
大肠埃希菌	原有慢性病，发热、脓痰、呼吸困难	支气管肺炎，脓胸
流感嗜血杆菌	高热、呼吸困难、呼吸循环衰竭	支气管肺炎，肺叶实变，无空洞
厌氧菌	吸入病史，高热、腥臭痰、毒血症症状明显	支气管肺炎，脓胸，脓气胸，多发性肺脓肿
军团菌	高热、肌痛、相对缓脉	下叶斑片浸润，进展迅速，无空洞
支原体	起病缓，可小流行，乏力、肌痛、头痛	下叶间质性支气管肺炎，3~4 周可自行消散
念珠菌	慢性病史，畏寒、高热、黏痰	双下肺纹理增多，支气管肺炎或大片浸润，可有空洞
曲霉	免疫抑制宿主，发热、干咳或棕黄色痰、胸痛、咯血、喘息	以胸膜为基底的楔形影、结节或团块影，内有空洞；有晕轮征和新月体征

五、诊断和鉴别诊断

(一) 诊断

1. 肺炎的诊断

需具备下述前 4 项中任何 1 项加上第 5 项,并除外肺结核、肺部肿瘤、非感染性肺间质性疾病、肺水肿、肺不张、肺栓塞、肺嗜酸性粒细胞浸润症、肺血管炎等疾病。包括: ①新近出现的咳嗽、咳痰或原有呼吸道症状加重, 出现脓性痰, 伴或不伴胸痛。②发热。③肺实变体征和(或)湿啰音。④外周血白细胞计数(WBC)10×10^9/L 或 <4×10^9/L, 伴或不伴核左移。⑤胸部影像学检查显示新出现片状、斑片状浸润性阴影或间质性改变, 伴或不伴胸腔积液。

2. 重症肺炎

参照《中国急诊重症肺炎临床实践专家共识 2016》采用新的简化诊断标准。

(1) 主要标准: ①需要气管插管行机械通气治疗。②感染性休克积极体液复苏后仍需要血管活性药物。

(2) 次要标准: ①呼吸频率 ≥30 次/分。②PaO$_2$/FiO$_2$≤250mmHg。③多肺叶浸润。④意识障碍和(或)定向障碍。⑤血尿素氮 ≥7mmol/L。⑥低血压需要积极的液体复苏。

(3) 符合 1 项主要标准或 ≥3 项次要标准者可诊断为重症肺炎, 需密切观察、积极救治, 并建议收住 ICU 治疗。

(二) 鉴别诊断

病原体的鉴别诊断,可行痰培养、血培养、尿抗原实验等检查,或取支气管肺泡灌洗液、经纤维支气管镜或人工气道吸引痰等进一步明确病原菌。

六、治疗

(一) 基础疾病治疗

老年重症肺炎患者多继发于慢性呼吸系统疾病或脑卒中、糖尿病、慢性支气管炎及其他免疫功能低下的疾病。此外, 气管插管、切开等医源性因素, 长期吸烟、衰老导致的各器官功能低下、营养不良、长期卧床、使用安眠药等均是老年重症肺炎的危险因素。儿童重症肺炎高危因素包括早产儿、低体重、年龄≤3个月、非母乳喂养、先天性心脏病、先天性或获得性免疫功能缺陷、先天性代谢遗传性疾病、生活环境不良、营养不良等。因此，应在积极抗感染的同时有效治疗基础疾病。

（二）抗生素使用原则

应立即给予适当的经验性初始抗菌药物治疗，给予抗菌药物治疗前应留取病原学检测标本。根据临床和流行病学基础，抗菌药物方案应尽量覆盖可能的致病菌。在重症肺炎致病菌未能明确时，推荐广谱抗菌药物治疗。

1. 青年患者和无基础疾病的社区获得性肺炎患者

常用青霉素类、第一代头孢菌素。对耐药肺炎链球菌可使用呼吸喹诺酮类。

2. 老年人、有基础疾病或住院的社区获得性肺炎

常用呼吸喹诺酮类，第二、三代头孢菌素，β-内酰胺类/β-内酰胺酶抑制剂或厄他培南，可联合使用大环内酯类抗生素。

3. 医院获得性肺炎

常用第二、三代头孢菌素，β-内酰胺类/β-内酰胺酶抑制剂、碳青霉烯类或氟喹诺酮类。

4. 重症社区获得性肺炎

①对于无铜绿假单胞菌感染危险因素的患者：可选用β-内酰胺类药物（如头孢噻肟、头孢曲松或氨苄西林/舒巴坦）联合阿奇霉素或上述β-内酰胺类药物联合氟喹诺酮类药物（对青霉素过敏患者，推荐呼吸氟喹诺酮类药物和氨曲南）。②有铜绿假单胞菌感染危险因素的患者目前常用推荐方案为：可选用具有抗假单胞菌活性的β-内酰胺类药物（哌拉西林/他唑巴坦、头孢吡肟、亚胺培南或美罗培南）联合环丙沙星或左氧氟沙星（500mg）或上述β-内酰胺类药物联合氨基糖苷类和阿奇霉素或上述β-内酰胺类药物联合氨基糖苷类和抗肺炎链球菌氟喹诺酮类（对青霉素过敏患者，用氨曲南可替代上述β-内酰胺类药物）。铜绿假单胞菌感染危险因素主要包括：结构性肺病（如支气管扩张、肺囊性纤维化及弥漫性细支气管炎等）、长期气管切开和（或）机械通气及肺炎发病前使用抗生素、皮质激素治疗、营养不良、长期住院、粒细胞缺乏发热合并肺部浸润影等。③对于军团菌感染患者，IDSA/ATS指南推荐首选氟喹诺酮

类或阿奇霉素，备选药物为多西环素。

5. 抗感染疗程

抗感染治疗一般可于热退和主要呼吸道症状明显改善后3～5日停药，但疗程视不同病原体、病情严重程度而异，不能把肺部阴影完全吸收作为停用抗菌药物的指征。肺炎链球菌，用药至患者热退后72小时即可。对于金黄色葡萄球菌、铜绿假单胞菌、克雷伯菌属或厌氧菌等容易导致肺组织坏死的致病菌所致的感染，建议抗菌药物疗程＞2周。对于非典型病原体治疗反应较慢者疗程可延长至10～14日。军团菌属感染的疗程建议为10～21日。

（三）免疫调节治疗方案

重症社区获得性肺炎的患者免疫功能异常可以分为两种类型：一类是过度炎症反应，另一类是免疫功能抑制。对重症社区获得性肺炎的治疗不应局限在目前的控制感染和支持治疗方面。免疫调节主要治疗免疫过度或免疫缺陷，调节机体免疫平衡状态。

1. 免疫支持治疗方案

若患者发生严重感染并存在免疫抑制时，可采用相关的免疫支持治疗，可使用 γ 干扰素（INF－γ）、胸腺素（胸腺肽 α1）、粒细胞巨噬细胞集落刺激因子（GM－CSF）等治疗免疫抑制等情况。

2. 抑制过度免疫反应

临床主要通过应用糖皮质激素治疗严重感染及感染性休克。在重症肺炎中，激素不像在感染性休克中使用那么广泛。目前，临床应用糖皮质激素一直存在争议。近年的研究显示：大剂量、短疗程糖皮质激素冲击治疗并不能改善感染性休克的预后，而低剂量使用激素能够减少肺炎的严重反应和改善疾病进展。但另一方面，糖皮质激素也能抑制机体的炎症防御机制，在感染未受到控制的情况下，可能导致感染加重。目前，仅针对全身感染或合并感染性休克的患者推荐小剂量激素治疗（氢化可的松不超过300mg/d），一般疗程5～7日；当患者能够停用血管活性药物时即可停用皮质激素。

（四）对症支持治疗

1. 呼吸支持治疗

重症社区获得性肺炎患者常发生呼吸衰竭，其特征为严重的低氧血症，往往需要进行呼吸支持。呼吸支持治疗可有效纠正缺氧和酸中毒。①通常低氧血症或呼吸困难患者，即可使用无创通气；即使是痰液较多的患者，也可以间断使用无创通气。②在 EICU 治疗的重症社区获得性肺炎患者，如伴有严重的呼吸衰竭，则应进行气管插管和指令通气治疗；临床上常用的通气模式为同步间歇指令通气（SIMV）或辅助/控制通气（A/C）模式，给予恰当的呼吸频率。根据低氧血症的严重程度和肺顺应性的情况来选择呼气末正压 PEEP。③重症肺炎患者中，有时需要特殊的机械通气治疗，如针对广泛的单侧肺脏受累时，可以考虑体位改变，改善通气状况；病变肺部通常顺应性较差，可以通过较高的PEEP 以复原微小的肺不张和改善肺顺应性。

2. 连续性肾脏替代治疗（CRRT）

重症感染患者早期 CRRT 既可以稳定机体内环境，保证液体平衡；亦可在血液净化实施过程中吸附一定的炎症介质，控制病情进展。然而，CRRT 在EICU 非肾脏疾病中的应用仍有争议。

3. 营养支持

重症感染患者处于高分解代谢状态，合理的营养支持是机体恢复的物质基础，可提高机体免疫力、纠正电解质紊乱。加强全身支持治疗，尽可能经口摄食、鼻饲饮食，只有完全无法进食的患者，才考虑全胃肠道外营养（TPN），并尽可能缩短 TPN 时间，减轻脏器损伤，为进一步治疗争取时机。

4. 体外膜氧合器（ECMO）

重症社区获得性肺炎可导致各系统的严重并发症，例如急性呼吸窘迫综合征（ARDS）、严重心功能不全、感染性休克等，在综合治疗仍然无法使病情得到缓解的情况下，可以考虑在适合的患者中实施 ECMO。

5. 内分泌功能支持

重症社区获得性肺炎患者存在一定程度的内分泌功能异常，应根据临床评估患者是否存在内分泌功能异常，给予针对性治疗。

七、中医中药

重症肺炎，可归属于中医风温肺热病范畴。风温肺热病是感受风热病邪所引起的四时皆有而以冬春两季多发的急性外感热病，临床上主要表现为发热、咳嗽、咳痰，属于中医外感热病范畴。其源于《素问·刺热篇》："肺热病者，先渐然厥，起毫毛，恶风寒，舌上黄，身热，热争则喘咳，痛走胸膺背，不得大息，头痛不堪，汗出而寒。"

本病多由肺卫受邪，宣降失常而致，可由肺卫顺传气分、营分甚至血分，也可由肺卫逆传心包，病位在肺，与心、肝关系密切，病性多属实、属热，具有起病急、病情重、传变快的特点。

其辨证分型分为初期、极期以及恢复期。初期为热在卫分证，治以辛凉疏散，方选银翘散加减。极期分为痰热壅肺证、热陷心包证、阴竭阳脱证。其中痰热壅肺证治以清热化痰，方选麻杏石甘汤合《千金》苇茎汤。中成药选用痰热清注射液或热毒宁注射液。热陷心包证治以清热豁痰开窍，方选清营汤合菖蒲郁金汤加减。中成药选用安宫牛黄丸、清开灵注射液或醒脑静注射液。阴竭阳脱证治以益气养阴、回阳固脱，方选四逆汤合生脉散。中成药选用参附注射液合参麦注射液或生脉注射液。恢复期为气阴两伤，余邪未净。治以养阴清热，方选沙参麦冬汤加减。

热在肺卫，可针刺大椎、曲池、合谷，也可取十宣穴点刺放血。痰热壅肺针刺血池、肺俞、丰隆穴。痰黏难咳者，加天突穴，热陷心包针刺水沟（人中）、内关、涌泉穴；气阴两伤针刺关元、气海或灸关元、百会等穴。

第二节　急性呼吸窘迫综合征

急性呼吸窘迫综合征（acute respiratory distress syndrome，ARDS）是各种肺内或肺外原因如严重感染、创伤、休克及烧伤等导致肺毛细血管内皮细胞和肺泡上皮细胞炎症损伤引起弥漫性肺间质及肺泡水肿，导致急性低氧性呼吸功能不全或衰竭。以肺容积减少、肺顺应性下降和严重的通气/血流比例失调为病理生理特征，临床表现为进行性低氧血症、呼吸窘迫，肺部影像学表现为非均一性的渗出性病变。2012 年柏林标准，按严重程度将 ARDS 分为轻度、中度、重度三个亚型，并去除急性肺损伤（ALI）的概念。

ARDS 是 ICU 最常见的临床病证，也是导致重症患者呼吸衰竭最重要的原因，其发生率和病死率一直居高不下。10 年来欧洲 ARDS 的发病率基本维持在

（5.0~7.2）/10万人，而美国ARDS的发病率高达33.8/10万人，ARDS治疗的研究进展曾一度使ARDS病死率从70%逐渐下降到40%，但近10年来ARDS病死率仍然维持在40%左右。

一、病因

多种危险因素可诱发ARDS，主要包括以下几项。

（一）直接肺损伤因素

最主要的是严重肺部感染，其次有误吸、肺挫裂伤，以及吸入有毒气体、淹溺、氧中毒等。

（二）间接肺损伤因素

主要为严重感染，另外，肺部以外的严重损伤、重症急性胰腺炎、大量输血、体外循环、休克、弥散性血管内凝血等也均可导致ARDS。同时具有两种或三种危险因素，或危险因素长时间暴露，均可显著增加ARDS的发生率。

二、发病机制

目前研究发现ARDS发病的机制较为复杂，一般认为通过直接与间接两条途径损伤肺组织。直接损伤因素可对肺泡上皮细胞产生直接损伤作用；而脓毒血症、重症急性胰腺炎、肺部以外的严重感染、休克等急性全身炎症反应可直接损伤肺毛细血管内皮细胞及间接损伤肺泡上皮细胞，其机制可能与细胞内钙离子的增加和结合钙降低有关。正常情况下，细胞内钙离子浓度维持在一定范围，在内毒素和其他致伤因素作用下，引起细胞兴奋增强和钙离子浓度升高，导致细胞损伤或死亡。

各种损伤因素引起的炎症反应是导致ARDS的重要机制，另外，微循环障碍、细胞凋亡、肺泡水肿液的清除及一些信号通路也共同参与了ARDS的发生。

三、病理生理

ARDS的特征性病理改变是弥漫性肺泡损伤，与ARDS患者的预后密切相关，是ARDS患者不良预后的独立因素。其主要病变是肺泡透明膜形成（富含蛋白质的肺泡和间质水肿），同时至少存在下列四项之一：Ⅰ型肺泡上皮细胞或肺毛细血管内皮细胞坏死、广泛的炎症细胞浸润、明显的间质纤维化、Ⅱ型上皮细胞增生（晚期）。

（一）病理分期

1. 渗出期

发病后 24～96 小时，主要特点是肺水肿、出血和充血性肺不张。肺泡表面活性物质层出现断裂、聚集或脱落到肺泡腔，腔内充满蛋白质水肿液，同时可见灶性或大片性肺泡萎陷不张。

2. 增生期

发病后 3～7 日，显著增生出现于发病后 2～3 周。主要表现为Ⅱ型肺泡上皮细胞大量增生，覆盖脱落的基底膜，肺水肿减轻，肺泡膜增厚，毛细血管数目减少。肺泡囊和肺泡管可见纤维化，管腔狭窄。

3. 纤维化期

肺组织纤维增生出现于发病后 36 小时，7～10 日后增生显著，若病变迁延不愈超过 3～4 周，肺泡间隔内纤维组织增生致肺泡隔增厚，Ⅲ型弹性纤维被Ⅰ型僵硬的胶原纤维替代。肺容积明显缩小。肺泡管的纤维化是晚期 ARDS 患者的典型病理变化。进入纤维化期后，ARDS 患者有 15%～40% 死于难以纠正的呼吸衰竭。

（二）病理学特征

1. 特征性的病理变化

ARDS 肺部病变的不均一性：①病变部位的不均一。②病理过程的不均一。③病理改变的不均一。这种不均一性导致 ARDS 机械通气治疗策略实施存在困难。

2. ARDS 病理生理特点

①肺容积减少，表现为肺总量、肺活量、潮气量和功能残气量明显低于正常。②肺顺应性降低，即机械通气时需要较高气道压力，才能达到所需的潮气量。③通气/血流比例失调是导致 ARDS 低氧血症的主要原因。④对 CO_2 清除的影响，ARDS 早期引起低碳酸血症，晚期肺组织纤维化，可出现高碳酸血症。⑤肺循环改变，肺毛细血管通透性明显增加；肺动脉高压。

四、临床表现

ARDS 由于病因复杂，部分患者本身已经存在严重创伤，包括重大创伤、多发骨折等，同时又具有强烈的精神创伤，故临床表现可以隐匿或不典型，其主要表现为呼吸困难，临床表现与 X 线胸片明显不一致，临床医师必须高度警惕。

（一）症状

急性起病，呼吸频速、呼吸窘迫、口唇及指端发绀进行性加重是 ARDS 的主要临床表现，通常在 ARDS 起病 1 ~ 2 日内，发生呼吸频速，呼吸频率大于 20 次/分，并逐渐进行性加快，可达 30 ~ 50 次/分。随着呼吸频率增快，呼吸困难也逐渐明显，危重者呼吸频率可达 60 次/分以上，呈现呼吸窘迫症状。

随着呼吸频速和呼吸困难的发展，缺氧症状也愈加明显，患者表现烦躁不安、心率增快，唇及指甲发绀。缺氧症状以鼻导管或面罩吸氧的常规氧疗方法无法缓解。此外，在疾病后期，多伴有肺部感染，表现为发热、畏寒、咳嗽和咳痰等症状。

（二）体征

疾病初期除呼吸频速外，可无明显的呼吸系统体征，随着病情进展，出现唇及指甲发绀，吸气时锁骨上窝及胸骨上窝下陷，有的患者两肺听诊可闻及干、湿啰音和哮鸣音，后期可出现肺实变体征，如呼吸音减低或水泡音等。

五、辅助检查

（一）实验室检查

动脉血气分析是临床主要的评价手段。ARDS 早期，常表现为呼吸性碱中毒和不同程度的低氧血症，肺泡－动脉氧分压差（$P_{A-a}DO_2$）升高，高于 35 ~ 45mmHg。对于肺损伤恶化，低氧血症进行性加重而实施机械通气的患者，PaO_2/FiO_2 进行性下降，可反映 ARDS 低氧血症程度，与 ARDS 患者的预后直接相关，该指标也常常用于肺损伤的评分系统。另外，除表现为低氧血症外，ARDS 患者的换气功能障碍还表现为无效腔通气增加，在 ARDS 后期往往表现为 $PaCO_2$ 升高。因此，监测肺气体交换对 ARDS 的诊断和治疗具有重要价值。

（二）特殊检查

1. X 线胸片

新的柏林标准规定影像学改变为双侧浸润影不能用肺不张、肺实变或胸腔积液完全解释，较原有诊断标准的特异性增加。

2. CT 扫描

在 ARDS 急性期，胸部 CT 主要表现为肺水肿、间质炎症浸润和肺泡塌陷，肺容积减少；因此，CT 扫描能更准确地反映病变肺区域的大小；通过病变范围可较准确地评估患者的病情。

3. 超声

经胸超声是一种无创、可反复、实时进行的床旁监测技术，其对于肺泡 – 间质症状、肺实变、胸腔积液和气胸的诊断优于 X 线检查。同时超声有助于鉴别心源性肺水肿与 ARDS。

4. 肺力学监测

肺力学监测是反映肺机械特征改变的重要手段，可通过床旁呼吸功能监测仪监测，其主要改变包括顺应性降低和气道阻力增加。

5. 肺功能检测

肺容量和肺活量、功能残气量和残气量均减少；呼吸无效腔增加，无效腔量/潮气量 >0.5；静 – 动脉分流增加。在重度 ARDS 中常常有低呼吸系统顺应性（$<40mL/cm$）和高 VE_{COOR}（$>10L/min$）或两者同时存在（新的柏林标准用计算方式替代无效通气量的测量，VE_{COOR} = 每分通气量 $\times PaCO_2/40mmHg$）。

6. 血流动力学监测

血流动力学监测对 ARDS 的诊断和治疗具有重要意义。虽然新的柏林标准中去除肺动脉嵌顿压标准，但是心力衰竭或液体容量负荷过重引起的流体静力性水肿常与 ARDS 并存，因此血流动力学监测可直接指导 ARDS 的液体治疗，避免输液过多或容量不足。

7. 支气管肺泡灌洗液

支气管肺泡灌洗及保护性支气管毛刷是诊断肺部感染及细菌学调查的重要手段。

8. 肺泡毛细血管屏障功能和血管外肺水

肺泡毛细血管屏障功能，该功能受损是 ARDS 的重要特征，肺泡灌洗液中蛋白质含量与血浆蛋白质含量之比 >0.7，应考虑 ARDS，而心源性肺水肿的比值一般 <0.5；血管外肺水增加也是肺泡毛细血管屏障受损的表现，正常人血管外肺水含量不超过 500mL，ARDS 患者的血管外肺水可增加到 3 000 ~ 4 000mL，脉搏指示连续心排血量监测技术（PiCCO）、肺血管外热容量通过热稀释法获得的 EVLWI 可以床旁评估 ARDS 患者的肺水。

9. 电阻抗断层成像技术

电阻抗断层成像技术（electrical impedance tomography，EIT）由于无辐射、无创伤、床旁实时监测等优点，被认为是有广泛应用前景的床旁呼吸监测技术。

六、诊断和鉴别诊断

（一）诊断

诊断标准参照《急性呼吸窘迫综合征：柏林新定义》（2012）的 ARDS 诊断标准（表 4 - 2）。新的诊断标准明确了急性起病是指在一周内出现或加重的呼吸系统症状，ARDS 可以合并存在心功能不全，考虑到了 PEEP 对氧合的影响，在诊断标准中做出了明确的规定。依据改良的氧合指数将 ARDS 进行轻、中、重度分层诊断，ARDS 严重程度越高，死亡率越高，机械通气时间明显延长。分层诊断既有利于早期发现 ARDS，又可反映患者疾病严重程度，为临床分层治疗提供了依据。

表 4 - 2　2012 柏林 ARDS 诊断标准

	ARDS		
	轻度	中度	重度
时间	1 周内急性起病		
低氧血症	$PaO_2/FiO_2 = 201 ~ 300mmHg$	$PaO_2/FiO_2 \leq 200mmHg$	$PaO_2/FiO_2 \leq 100mmHg$
	$PEEP/CPAP > 5cmH_2O$	$PEEP \geq 5cmH_2O$	$PEEP \geq 5cmH_2O$
器官水肿	呼吸衰竭不能完全用心力衰竭或液体过负荷来解释，排除心力衰竭需要客观的手段（如超声心动图）		
X 线检查	双肺斑片状浸润影，不能用胸腔积液、结节来解释		

（二）鉴别诊断

ARDS 突出的临床征象为肺水肿和呼吸困难。在诊断标准上无特异性，因此需要与其他能够引起和 ARDS 症状类似的疾病相鉴别。

1. 可引起心源性肺水肿的相关疾病

如冠心病、高血压心脏病、风湿性心脏病和尿毒症等。

2. 可引起非心源性肺水肿的相关疾病

如肝硬化和肾病综合征等。

七、治疗

（一）原发病治疗

在积极支持治疗的基础上，原发病的治疗及转归往往决定患者最终的预后，因此控制原发病，积极控制感染（包括感染灶充分引流，抗生素合理使用），早期纠正休克，改善微循环，遏制其诱导的全身失控性炎症反应，是预防和治疗 ARDS 的必要措施。

（二）评估 ARDS 的严重程度

在诊断 ARDS 后要首先对 ARDS 患者进行严重程度评估，这是 ARDS 患者分层治疗的基础，并在治疗 24 小时后依据 PEEP 及氧合情况再次评估，以便调整治疗措施。评估主要依据柏林标准将 ARDS 分为轻、中、重度，具体分层诊疗思路见图 4 - 1。

（三）呼吸支持治疗

1. 氧疗

ARDS 患者应及时进行氧疗，改善气体交换功能，纠正低氧血症，提高氧输送，改善组织氧供。氧疗的目标为提高 $PaCO_2$ 至 50 ~ 60mmHg，$SpO_2$88% ~ 92% 以上。一旦氧合改善就应尽快调整吸入氧浓度，尽可能 <60%，以防止高浓度氧疗引起的损伤。根据低氧血症改善的程度和治疗反应调整氧疗方式，首先使用鼻导管，当需要较高的吸氧浓度时，采用可调节吸氧浓度的文丘里面罩或带储氧袋的非重吸式氧气面罩。ARDS 患者往往低氧血症严重，大多数患者一旦诊断明确，常规氧疗常常难以有效，机械通气仍然是最主要的呼吸支持

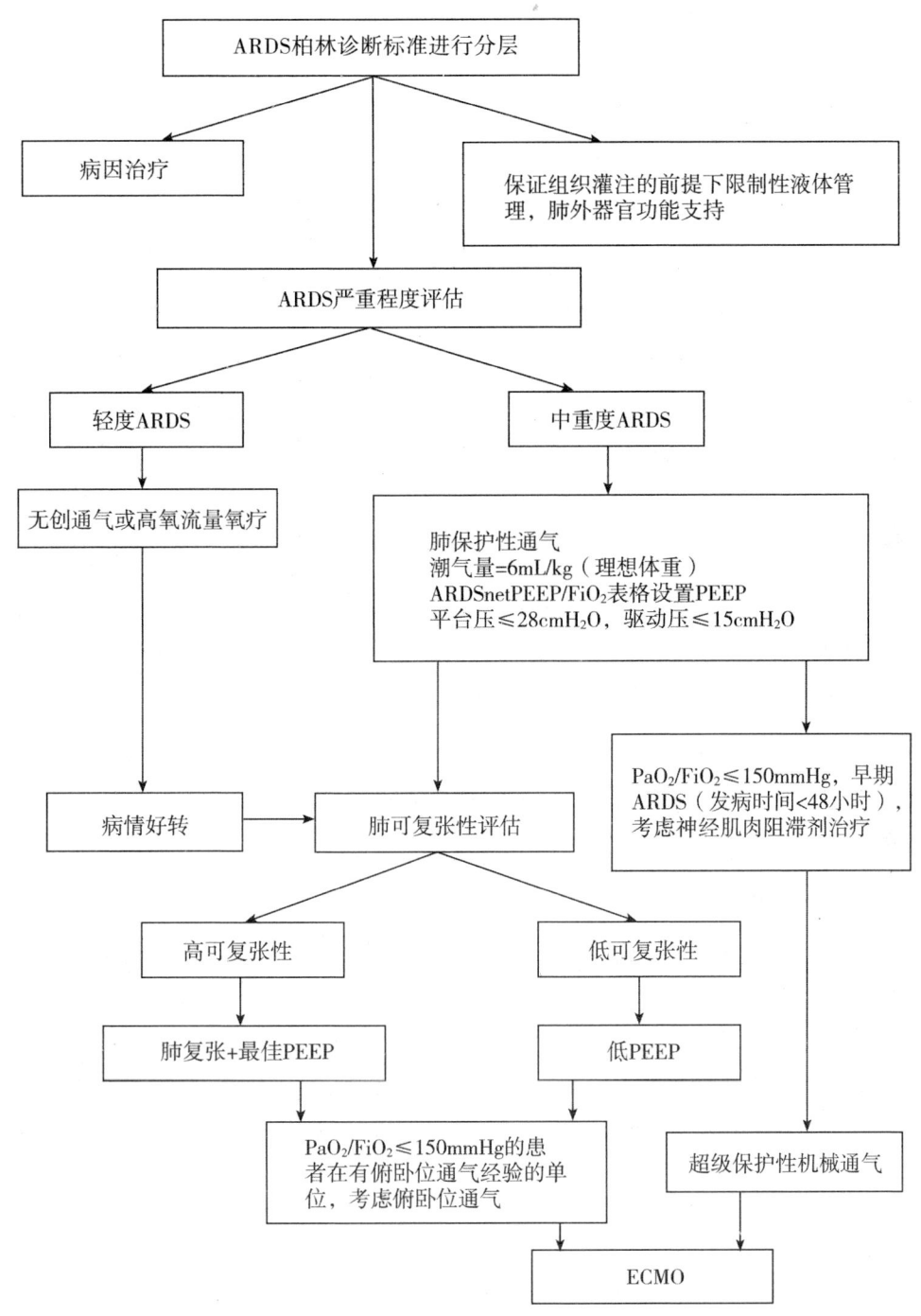

手段。

图 4−1　**ARDS 分层诊疗思路**

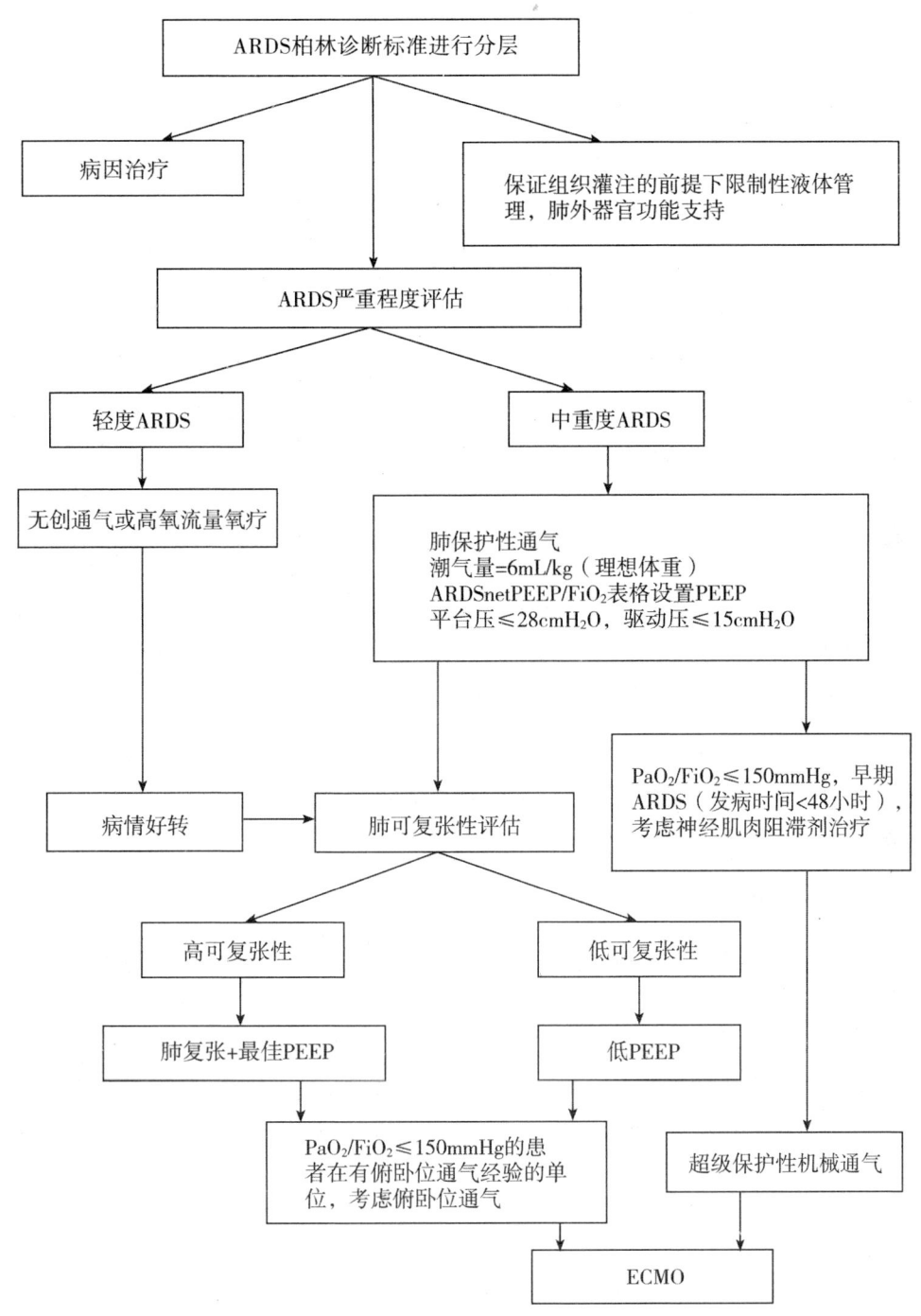

2. 无创机械通气

轻度 ARDS 患者可考虑首先选用无创机械通气（NPPV）。对于神志清楚、血流动力学稳定、合并有免疫功能低下或预计病情能够短期缓解的轻度 ARDS 患者，在能够得到严密监测的情况下，可尝试 NPPV 治疗。应用无创机械通气治疗 ARDS 期间要注意密切监测患者的氧合情况、生命体征，评估患者对治疗的反应。如 NPPV 治疗后低氧血症不能改善或出现休克等，提示 NPPV 治疗失败，应及时改为有创通气。

3. 有创机械通气

（1）机械通气的时机选择：ARDS 患者经氧疗或无创通气仍不能改善低氧血症时，应及时气管插管进行有创机械通气，以有效地促进塌陷肺泡复张、改善通气/血流失调和低氧血症，并缓解呼吸窘迫、降低呼吸功，另外有利于防止肺外器官功能损害。

（2）肺保护性通气：由于 ARDS 发生后大量肺泡塌陷，肺容积明显减少，常规或大潮气量通气易导致肺泡过度膨胀和气道平台压过高，加重肺及肺外器官的损伤。小潮气量通气是 ARDS 病理生理结果的要求，也是 ARDS 肺保护性通气策略的重要措施。目前认为潮气量设置为 6mL/kg（理想体重），同时需要维持气道平台压 <30cmH$_2$O。但对于部分患者即使使用潮气量 6mL/kg 时，仍有肺泡过度膨胀，需将潮气量进一步降低如 4mL/kg 左右，并将平台压限制在 25~28cmH$_2$O，以减轻肺损伤。因此对于部分重症 ARDS 患者可能需要更小的潮气量，实施超级肺保护性通气策略。除控制潮气量外，还需关注驱动压的影响，ARDS 机械通气限制驱动压在 15cmH$_2$O 以下，有利于改善患者预后。

当实施小潮气量肺保护性通气策略的同时往往不可避免的导致肺泡通气量下降，当肺泡通气量下降不能通过增加呼吸频率代偿时，出现高碳酸血症，即所谓的允许性高碳酸血症。允许性高碳酸血症是肺保护性通气策略的不良反应之一，并非 ARDS 的治疗目标，要注意保持 pH >7.20。目前通过体外 CO$_2$ 清除（ECCO$_2$R）技术（动静脉无泵或静脉低流量 CO$_2$ 清除系统）实现 CO$_2$ 清除可以部分克服"超级肺保护性通气"（Vt 3~4mL/kg）导致的高碳酸血症。

小潮气量通气不仅适用于 ARDS 患者，对于非 ARDS 患者还可预防 ARDS 发生，减少肺内外并发症，应重视对有发生 ARDS 危险因素的非 ARDS 的患者实施保护性通气策略。

（3）肺复张：充分复张 ARDS 塌陷肺泡是纠正低氧血症和保证 PEEP 效应的重要手段。为限制气道平台压而被迫采取的小潮气量通气往往不利于 ARDS 塌陷肺泡的膨胀，而 PEEP 维持复张的效应依赖于吸气期肺泡的膨胀程度。而且肺复张有利于减少肺泡反复开张与萎陷所致的剪切损害。

需注意，肺复张手法可能导致心排血量减少，使平均动脉压下降，因此针对血流动力学不稳定的患者实施肺复张手法应格外慎重，尽量首先保证患者的充足容量状态。在实施肺复张手法的过程中，如 SBP 降低到 90mmHg 或较复张前下降 30mmHg，心率增加到 140 次/分，或较复张前增加 20 次/分，SpO_2 降到 90% 以下后较复张前下降超过 5% 及出现新发的心律失常时，要及时终止肺复张。另外，复张压力过高可能导致气压伤，要注意避免复张压力过高。

（4）PEEP 的选择：充分复张塌陷肺泡后应用适当水平 PEEP 防止呼气末肺泡塌陷，维持肺复张后肺开放效应持续时间，改善低氧血症，并避免剪切力，但由于 ARDS 肺部病变的不均一性，过高的 PEEP 可能导致非塌陷肺泡的过度膨胀，因此 PEEP 的选择需要临床医师在维持肺泡开放及避免过度膨胀间进行权衡，采用能防止肺泡塌陷的最低 PEEP。

（5）镇静、镇痛、肌肉松弛与保留自主呼吸：机械通气患者应考虑使用镇静镇痛剂，以缓解焦虑、疼痛。①镇静、镇痛能改善 ARDS 患者人机同步性，减少人机对抗，减少主动吸气导致的胸腔压明显下降，降低跨肺压，实现肺保护。当然，镇痛、镇静根据不同严重程度、不同的病理生理状态给予不同的治疗策略。②神经肌肉阻滞剂可在重度 ARDS 充分镇静的同时联合应用，达到抑制自主呼吸，改善重症 ARDS 患者人机同步性，降低跨肺压，避免自主呼吸努力过强导致的肺损伤，从而改善患者预后。③对于轻、中度 ARDS 患者而言，适当保留自主呼吸可通过膈肌主动收缩增加 ARDS 患者肺重力依赖区的通气，改善通气/血流比例失调，改善氧合，可减少机械通气时间和 ICU 住院时间。

（6）俯卧位通气：是重症 ARDS 肺保护及肺复张的重要手段，是经典肺复张手法的延伸和补充。俯卧位通气通过改变体位降低胸腔内压力梯度、减少背侧肺泡塌陷、改善肺通气均一性、降低应力和应变，有利于改善氧合、减轻呼吸机相关肺损伤，并促进分泌物引流，促进感染控制。对于常规机械通气治疗无效的重度 ARDS 患者，可考虑早期采用俯卧位通气，且尽可能延长俯卧位时间。

俯卧位通气的相对禁忌证为严重的低血压、室性心律失常、颜面部创伤及未处理的不稳定骨折。另外，体位改变过程中可能发生如气管插管及中心静脉导管意外脱落等情况，需要予以重视及预防。

4. 体外膜氧合技术（ECMO）

ECMO 已成为 ARDS 规范化治疗中重要的治疗手段。通过 ECMO 建立体外循环后在肺外进行气体交换可减轻肺负担、减少呼吸机相关肺损伤，有利于肺功能恢复。在保护性通气基础上，充分肺复张等措施仍然无效的重症 ARDS 患者，若病因可逆应尽早考虑 ECMO 治疗。

5. 其他机械通气方式

如液体通气、高频振荡通气等。

（四）ARDS 的液体管理

1. 利尿和限制体液输入

高通透性肺水肿是 ARDS 的病理生理特征，肺水肿的程度与 ARDS 的预后呈正相关，由于肺毛细血管通透性增加和肺毛细血管静水压增加可加重肺水肿。适当利尿和限制液体输入，保持较低前负荷，PAWP < 12mmHg，降低肺毛细血管静水压以减轻肺间质水肿。因此，通过积极的液体管理，改善 ARDS 患者的肺水肿具有重要的临床意义。但是利尿减轻肺水肿的同时可能会导致心排血量下降，器官灌注不足。因此，ARDS 患者的液体管理必须考虑到两者的平衡，必须在保证脏器灌注的前提下进行。

2. 输液品种的选择

ARDS 患者输注晶体液还是胶体液进行液体复苏一直存在争论。最近的大规模随机对照试验（RCT）研究显示，应用白蛋白进行液体复苏，在改善生存率、机械通气时间及 ICU 住院时间等方面与生理盐水无明显差异。但是胶体渗透压是决定毛细血管渗出和肺水肿严重程度的重要因素；而且低蛋白血症是严重感染患者发生 ARDS 的独立危险因素，因此对低蛋白血症的 ARDS 患者，有必要输入白蛋白或者人工胶体，提高胶体渗透压，同时可联合应用呋塞米，有助于实现液体负平衡，并改善氧合。

（五）ARDS 的药物治疗

1. 糖皮质激素

全身和局部的炎症反应是 ARDS 发生和发展的重要机制，糖皮质激素对机体炎症反应有强烈的抑制作用，有减轻肺泡上皮细胞和毛细血管内皮细胞损伤，降低血管通透性，减少渗出的作用。但迄今为止尚无充足的证据表明使用糖皮质激素预防或治疗 ARDS 能够获益，但感染性休克并发 ARDS 的患者，或合并肾上腺皮质功能不全也可考虑应用替代剂量的糖皮质激素。

2. 其他抗炎药物

如环氧化酶抑制剂、单克隆抗体或肿瘤坏死因子（TNF）、白介素（IL）－1 和 IL－8 等细胞因子拮抗剂等均缺乏临床证据支持，不推荐用于 ARDS 治疗。

3. NO 吸入

可选择扩张肺血管，而且 NO 分布于肺内通气良好的区域，可扩张该区域的肺血管，显著降低肺动脉压，减少肺内分流，改善通气/血流比例失调，并且可减少肺水肿形成，但并无证据证明其能改善病死率。因此，吸入 NO 不作为 ARDS 的常规治疗手段，但在一般治疗无效的严重低氧血症时可考虑应用。

4. 其他药物

如肺泡表面活性物质能降低肺泡表面张力，减轻肺炎症反应，阻止氧自由基对细胞膜的氧化损伤。抗氧化剂 N－乙酰半胱氨酸（NAC）和丙半胱氨酸通过提供合成谷胱甘肽（GSH）的前体物质半胱氨酸，提高细胞内 GSH 水平，依靠 GSH 氧化还原反应来清除体内氧自由基，从而减轻肺损伤，抑制肺纤维化，但均无足够证据支持其常规用于治疗 ARDS。

第三节　呼吸衰竭

呼吸衰竭（respiratory failure）是由各种原因引起的肺通气和（或）换气功能严重障碍，以至在静息状态下亦不能维持足够的气体交换，导致动脉血氧分压（PaO_2）低于 60mmHg 伴或不伴有动脉二氧化碳分压（$PaCO_2$）高于 50mmHg，从而引起一系列生理功能和代谢紊乱的综合征。

一、病因

（一）呼吸道病变

气管－支气管的炎症、支气管痉挛、肿瘤、异物、纤维化瘢痕等引起的气道阻塞，引起通气不足，气体分布不匀导致通气/血流比例失调，发生缺氧和（或）二氧化碳潴留，甚至呼吸衰竭。

（二）肺组织病变

肺炎、重度肺结核、肺气肿、弥散性肺纤维化、严重肺结核、肺水肿等，可累及肺泡和（或）肺间质，引起有效弥散面积减少，通气/血流比例失调，引起缺氧和（或）二氧化碳潴留。

（三）肺血管疾病

肺血管栓塞、肺血管炎等可引起通气/血流比例失调，或部分静脉血未经氧合直接流入肺静脉，发生缺氧。

（四）心脏疾病

各种缺血性心脏疾病、严重心瓣膜疾病、心肌病、心包疾病、严重心律失常等均可导致通气和换气功能障碍，从而导致缺氧和（或）二氧化碳潴留。

（五）胸廓和胸膜病变

胸部外伤所致的连枷胸、严重的自发性或外伤性气胸、严重的脊柱畸形、大量胸腔积液、胸膜肥厚与粘连、强直性脊柱炎等，都可以限制胸廓活动和肺扩张，导致通气不足及吸入气体分布不均，从而发生呼吸衰竭。

（六）神经肌肉疾病

脑血管病变、脑炎、脑外伤、镇静催眠药物中毒等直接或间接抑制呼吸中枢；脊髓颈段或高位胸段损伤（肿瘤或外伤）、脊髓灰质炎、多发性神经炎、重症肌无力、有机磷中毒、破伤风及严重钾代谢紊乱等均可累及呼吸肌，造成呼吸动力下降而发生肺通气不足。

二、发病机制

完整的呼吸过程由相互衔接且同时进行的外呼吸、气体运输和内环境三个环节组成。参与外呼吸（即肺通气和肺换气）任何一个环节的严重病变都可导致呼吸衰竭。

（一）通气功能障碍

根据肺容量和通气功能测定，通气功能障碍可以分为阻塞性和限制性两大类，以及两型障碍兼具的混合型。

1. 阻塞性通气功能障碍

存在气道不通畅和肺弹性减退。临床常见于慢性支气管炎、支气管哮喘和阻塞性肺气肿。

2. 限制性通气功能障碍

主要由于胸廓或肺扩张受限。临床主要见于胸廓畸形、胸腔积液、胸膜增厚、肥胖、腹腔肿瘤或积液、妊娠等；肺纤维化、肺水肿、肺炎等也表现为限制性通气功能障碍。

（二）换气功能障碍

1. 通气/血流（V/Q）比例失调

正常情况下肺部总体 V/Q 值为 0.8，由于肺部疾病引起的肺组织通气（肺不张或实变等）或血液灌注（肺栓塞等）异常，均可导致 V/Q 失调。若 V/Q > 0.8，提示生理无效腔增加，为无效通气；若 V/Q < 0.8，使肺动脉的混合静脉血未经充分氧合进入肺静脉，则形成肺内分流。

2. 肺内分流增加

肺血管异常通路的大量开放或肺动静脉瘘可使血液未经气体交换而回到左心房，形成右向左分流。此外，肺部病变如支气管扩张、ARDS、肺水肿和肺炎实变时，肺内动静脉短路开放，引起肺动静脉样分流增加，此时即使提高吸氧浓度也不能有效提高动脉血氧分压，分流量越大，吸氧后提高动脉血氧分压的效果就越差。

3. 弥散功能障碍

引起弥散功能损害的机制包括气体交换距离增加、肺泡与混合静脉血的氧浓度梯度降低、血液通过肺部时间过短（<0.2 秒）及肺毛细血管床减少等。因为二氧化碳的弥散能力是氧的 20 倍，故弥散障碍时，一般仅引起单纯低氧血症。

（三）氧耗量增加

发热、寒战、呼吸困难和抽搐均增加耗氧量。寒战时耗氧量可达 500mL/min；严重哮喘时，呼吸机做功增加，耗氧量可达正常的十几倍。耗氧量增加导致肺泡氧分压下降时，正常人可通过增加通气量来防止缺氧的发生。所以，若耗氧量增加的患者同时伴有通气功能障碍，则会出现严重的低氧血症。

（四）对机体影响

低氧血症和高碳酸血症能够影响全身各系统脏器的代谢、功能甚至使组织结构发生变化。在呼吸衰竭的初始阶段，各系统脏器的功能和代谢可发生一系列代偿性反应，以改善组织供氧、调节酸碱平衡、适应内环境的变化。当呼吸衰竭进入严重阶段时，则出现代偿不全，表现为各系统脏器严重的功能和代谢紊乱直至衰竭。

三、临床表现

（一）症状和体征

1. 低氧血症的临床表现

①随着程度加重可出现呼吸中枢驱动增加的表现，如呼吸增快或呼吸困难；同时可有交感兴奋的表现，如焦虑、不安或出汗等。②发绀是缺氧的典型表现，当动脉氧饱和度低于90%时，可出现口唇、指甲等处的发绀。注意区分外周性发绀和中央性发绀，发绀还受皮肤色素和心功能的影响。③低氧血症可引起外周动脉血管舒张、静脉收缩，出现心率增快，甚至严重心律失常。低氧时肺动脉表现为收缩，致使右心后负荷增加，导致肺源性心脏病，可出现颈静脉充盈、重力依赖性（如下肢）水肿。严重缺氧时可致心肌受损，随后可发生心脏停搏。④缺氧可损害中枢神经系统功能，表现为头痛、判断力失常、谵妄、癫痫样抽搐发作，严重者可致昏迷。慢性缺氧时机体的耐受力较强，一般表现为昏睡、注意力不集中、疲劳、反应迟钝等。⑤严重呼吸衰竭对肝肾功能都有影响，部分病例可出现谷丙转氨酶与血浆尿素氮升高，个别病例尿中出现蛋白质、红细胞和管型。胃肠道可出现上消化道出血。

2. 二氧化碳潴留的临床表现

二氧化碳潴留的效应变异较大，与体内二氧化碳水平相关性较差，主要取决于其发生的速度。其临床表现主要是因影响了心肌收缩力、呼吸肌收缩能力、颅内血流增加等所致。①轻至中度者可刺激呼吸中枢引起呼吸加快、短促；严重者，$PaCO_2$ 一般认为达到 90～100mmHg，抑制呼吸中枢。②循环系统方面表现为心率增快、多汗、球结膜充血水肿等。③神经系统方面可表现为头痛、反应迟钝、嗜睡，甚至神志不清、昏迷；扑翼样震颤是二氧化碳潴留发生肺性脑病时的特征性体征。

3. 呼吸做功改变

无论是通气功能障碍还是换气功能障碍，机体缺氧和二氧化碳潴留均会启动一系列代偿机制。①增加呼吸频率，增大潮气量是最先的表现，随着呼吸频率和潮气量的增加伴随出现的就是呼吸做功增加。因此，早期可仅表现为呼吸轻度增加，严重时可出现严重呼吸窘迫症状。②随着呼吸做功的增加会出现心血管系统的相应改变，如心率增快、血压升高，甚至心脏缺血改变。对重症患者的整体治疗产生明显影响。

（二）分型

按照血气分析分类：

1. Ⅰ型呼吸衰竭

在海平面静息状态和呼吸空气的条件下，$PaO_2 < 60mmHg$，不伴 $PaCO_2 > 50mmHg$，主要见于肺换气功能障碍。

2. Ⅱ型呼吸衰竭

在海平面静息状态和呼吸空气的条件下，$PaO_2 < 60mmHg$，伴有 $PaCO_2 > 50mmHg$ 者，系肺泡通气不足所致。

需注意：当吸入氧浓度不足 21% 时，可用氧合指数（PaO_2/FiO_2）作为诊断呼吸功能不全的指标，$PaO_2/FiO_2 \leqslant 300mmHg$ 可诊断为呼吸功能不全。

四、辅助检查

（一）实验室检查

动脉血气分析对判断呼吸衰竭和酸碱失衡的严重程度及指导治疗均具有重

要意义。pH 可反映机体的代偿状况，有助于鉴别急性或慢性呼吸衰竭。当 $PaCO_2$ 升高、pH 正常时，称为代偿性呼吸性酸中毒；若 $PaCO_2$ 升高、pH < 7.35，则称为失代偿性呼吸性酸中毒。需要指出，由于血气受年龄、海拔高度、氧疗等多种因素影响，具体分析时一定要结合临床情况。

（二）特殊检查

1. 肺功能监测

尽管在某些重症患者，肺功能监测受到限制，但我们能通过肺功能判断通气功能障碍的性质（阻塞性、限制性或混合性）及是否合并换气功能障碍，并对通气和换气功能障碍的严重程度进行判断。呼吸肌功能测试能够提示呼吸肌物理的原因和严重程度。

2. 胸部影像学检查

包括普通 X 线胸片、胸部 CT 和放射性核素肺通气/灌注扫描、肺血管造影剂超声检查等。

3. 纤维支气管镜检查

对明确气管疾病和获取病理学证据具有重要意义。

五、诊断和鉴别诊断

（一）诊断

除原发疾病、低氧血症及二氧化碳潴留所致的临床表现外，呼吸衰竭的诊断主要是根据动脉血气分析结果。结合肺功能、肺部影像学和纤维支气管镜等检查对于明确呼吸衰竭的原因至关重要。

在临床上Ⅱ型呼吸衰竭患者还常见于另一种情况，即吸氧治疗后，PaO_2 > 60mmHg，但 $PaCO_2$ 仍高于正常水平。

（二）鉴别诊断

呼吸衰竭的鉴别诊断，主要是对产生缺氧和高碳酸血症的病理生理机制及病因鉴别。应根据基础疾病、临床表现、体征、胸部影像学检查，以及呼吸功能监测和疗效，进行综合的评价和判断。

六、治疗

（一）氧疗

氧疗是医疗过程中最为重要的治疗方法。吸氧可以改善患者缺氧的临床表现，但是对于慢性阻塞性肺疾病急性加重过程中，吸氧浓度过高反而会抑制呼吸导致二氧化碳的进一步升高。因此，在改善氧和的同时应该按照呼吸功能不全的诊断流程予以进一步的病因诊断及治疗。

（二）保证适当通气

影响通气的原因有多种，应根据患者的不同采取相应的措施确保适当的通气。

1. 呼吸中枢兴奋度下降

如因麻醉、中枢损伤导致呼吸中枢兴奋度下降，需要通过机械通气保证适当的呼吸节律和潮气量，并根据血气检查结果进行适当调整。

2. 气道梗阻

首先需要是解除梗阻。解除方法因梗阻部位、性质的不同而不同。①气管异物需要通过专科技术尽快取出。②气管狭窄，则需要尽快建立新的气道通路以改善通气。③肺内小气管的痉挛导致的梗阻，则需要通过解痉平喘药物的使用以缓解痉挛，改善通气。

需要注意的是，在解除气道梗阻的原因过程中，患者会处于极度呼吸困难、缺氧以及二氧化碳的状态下，在这一段时间内，通过强力的机械通气辅助不仅能够部分改善通气，缓解缺氧症状，同时也可以缓解患者严重的呼吸疲劳，为进一步解除梗阻提供必需的时间和氧储备，具有重要意义。

（三）改善肺内气体交换

①对于弥散障碍可通过提高吸入氧浓度、增加呼气末正压（PEEP）来改善。②对于通气/血流比例失调导致的低氧血症需要尽可能改善通气/血流比，如开放塌陷的肺泡，尽可能再通栓塞的肺动脉等。

（四）降低呼吸做功

除了中枢动力异常导致的呼吸功能不全外，通常机体会通过增加呼吸频率和深度努力改善通气和换气过程，呼吸做功增加。虽然在短时间内代偿，但不能持久。因此，降低呼吸做功是呼吸支持治疗中的重要目标。呼吸机和机体自身的做功分配在疾病的不同阶段原则有所不同。

1. 疾病危重阶段

循环不稳定的情况下，给予患者加强镇静，减少呼吸做功，保证充分机械通气支持可以帮助机体减少氧耗、降低循环系统负担，有助于患者恢复。

2. 疾病恢复阶段

应该逐渐减少呼吸机做功比例，增加机体自主呼吸做功比例，以期逐渐脱离呼吸机。

因此，在同样潮气量和呼吸频率的情况下，患者和呼吸机两者呼吸做功比例分配是调整呼吸支持治疗策略过程中必须考虑的因素。

（五）积极治疗原发疾病

多种肺内和肺外病变可以导致呼吸功能异常。有时轻度的呼吸功能异常就可能是某些原发疾病改变的早期征象，通过对呼吸功能不全原因的进一步追踪和探寻可以成为原发病诊断的重要线索。因此，原发疾病的治疗是整个治疗的根本。

1. 感染

肺内疾病多见肺部感染，感染控制是改善呼吸的先决条件。

2. 肺外疾病针对性治疗

肺外疾病导致的呼吸异常往往是疾病全身反应的一部分。如严重的感染性休克后的肺部继发损害，在进行适当呼吸支持治疗的同时应该尽快对肺外疾病进行针对性治疗。

3. 强调心功能和容量的特殊调整

重症患者的心功能和容量状态往往是重症患者引起呼吸异常等重要因素。当心功能下降或容量负荷增加时，心脏不能有效地把肺循环中的血完全泵到全身，导致肺水肿，从而造成呼吸困难，此时对呼吸功能不全的病因治疗应该是心功能和容量的调整。

七、中医中药

呼吸衰竭，可归属于中医"喘促""喘脱"范围。以呼吸急促、张口抬肩、鼻翼煽动、倚息不能平卧、汗出，而口唇青紫，甚者神昏为特征的一种急性病证。《灵枢·五阅五使》云："肺病者，喘息鼻张。"《医宗必读》云："喘者，促促气急，喝喝痰水，张口抬肩，摇身撷肚。"喘促的发生可由多种病因引起，主要的病因病机为外感邪毒，跌仆创伤，亡血亡津，厥脱重证导致肺脏受损，肺失宣降，肺气壅闭，气逆于上，或脏腑失养，肺气衰败，宗气外泄而发生喘促。

其辨证分型主要有邪热壅肺证、痰饮闭肺证、气虚下陷证。邪热壅肺证治以清热泻肺，化痰平喘，方选定喘汤加减。痰饮闭肺证治以祛痰逐饮，宣肺平喘，方选葶苈大枣泻肺汤合五苓散加减。气虚下陷证治以补中益肺，开陷定喘，方选升陷汤加减，阳脱者可用参附汤合都气丸加减。

中成药主要分为痰饮闭肺证，选用痰热清注射液；阴竭阳脱证，选用生脉注射液。

第五章

消化系统急症

第一节　上消化道大出血

一、概述

上消化道出血（UGIH）是指屈氏韧带以上的消化道（食管、胃、十二指肠、胰腺、胆道）疾病引起的出血，也包括胃－空肠吻合术后的上段空肠等部位的病变引起的出血。上消化道出血分为食管胃静脉曲张出血与急性非静脉曲张性上消化道出血。上消化道大出血一般指在数小时内失血量超过 1 000mL 或循环血量的 20% 以上；或一次出血量 500mL 以上，出现直立性头晕，心率 >120 次/分，收缩压 <90mmHg，或比原来基础血压低 25% 以上；或 24 小时内需输血 2 000mL 以上；或 1～2 天内血红蛋白（Hb）< 70g/L，红细胞计数（RBC）<3×10^{12}/L，红细胞比容 <0.25L。上消化道大出血的临床表现主要是呕血和黑便，常伴血容量减少引起的急性周围循环衰竭。上消化道大出血是上消化道及全身疾病常见的严重并发症之一，如不及时诊治，尤其是高龄、有严重伴随病的患者易致死亡，病死率约为 10%。因此，迅速确定病因、出血部位，准确估计出血量并及时处理，对预后有重要意义。

二、病因

1. 上消化道疾病

①食管疾病：如食管癌、食管炎、食管贲门黏膜撕裂综合征（Mallory - Weiss 综合征）、食管裂孔疝、食管器械损伤、食管化学损伤等。②胃、十二指肠疾病：如消化性溃疡、急性糜烂出血性胃炎或十二指肠炎、胃癌、胃血管异常、胃手术后病变、胃黏膜脱垂、胃黏膜平滑肌瘤、淋巴瘤、壶腹周围癌等。

2. 上消化道邻近器官与组织的病变

①胆道疾病：如胆道感染、胆囊或胆管癌、胆道受压坏死等。②肝脏疾病：如肝硬化、肝癌、肝脓肿或肝血管瘤、肝外伤等。③胰腺疾病：如急性胰腺炎、胰腺癌等。④其他：如主动脉瘤破入食管、胃或十二指肠、纵隔肿瘤或脓肿破入食管等。

3. 全身性疾病

①血液病：如血友病、血小板减少性紫癜、白血病、弥散性血管内凝血。②血管性疾病：如过敏性紫癜、动脉粥样硬化、多种原因引起的血管炎等。③其他：如急性胃黏膜损伤（多因酒精、非甾体类抗炎药以及严重创伤、烧伤、大手术后、休克等各种应激引起）、尿毒症、结节性多动脉炎、流行性出血热、钩端螺旋体病等。

按照发病率高低，常见急性 UGIH 的病因依次为：消化性溃疡、食管胃底静脉曲张破裂、应激性胃黏膜病变（如糜烂性出血性胃炎）和消化道肿瘤，其中消化性溃疡大约占所有急性 UGIH 的 50%。

三、发病机制

UGIH 的基本病理改变是消化道黏膜、基层，甚或浆膜层的血管因糜烂、坏死、溃疡或破裂而出血。由于病因不同，其出血机制也不尽相同。①消化性溃疡出血，多为十二指肠球后溃疡或胃小弯穿透性溃疡侵蚀较大血管所致。②肝硬化引起的 UGIH，主要是食管胃底静脉曲张破裂出血，其次为门脉高压性胃病及肝源性溃疡，均与门脉高压有关。此外，因肝脏合成凝血因子减少或脾功能亢进时血小板减少以及毛细血管脆性增加所致的凝血机制异常，直接或间接促进了 UGIH。③急性胃黏膜病变引起的 UGIH，主要是因药物及各种应激因素破坏了胃黏膜屏障功能，氢离子逆弥散，侵袭血管，产生多发性糜烂和表浅溃疡所致。④上消化道肿瘤发生缺血性坏死、表面糜烂或溃疡、侵袭血管而出血。⑤其他原因引起的 UGIH 也是因病变侵袭血管、血管破裂、血管功能受损、血小板减少、凝血因子减少而致的出、凝血功能障碍引起。

四、临床表现

（一）症状与体征

上消化道大出血的临床表现主要取决于病变的性质、部位、出血量和速度。

1. 呕血与黑便

呕血与黑便是 UGIH 的特征性表现。不管出血部位在幽门上或下，只要出血量大，就可出现呕血与黑便。大出血时呕出的血液呈鲜红或暗红色，或兼有血块。如在胃内停留时间长，多为棕褐色或咖啡色，系血液经胃酸作用而形成正铁血红素所致。黑便可呈柏油样，黏稠而发亮，系血红蛋白中的铁经肠内硫化物作用而形成硫化铁所致。出血量很大时，粪便可呈暗红色甚至鲜红色，酷似下消化道出血，大便性状为血量多、粪质少、血与粪便均匀混合。食管胃底静脉曲张破裂出血具有突然起病，出血量大，易反复，难以控制的特点。

2. 其他表现

可有上腹部不适、急性上腹疼痛、反酸、饱胀、恶心、肠鸣音亢进等表现。在休克控制后常伴有低热，一般 <38.5℃，可持续 3~5 天。发热可能是失血性周围循环衰竭后引起丘脑下部体温调节中枢功能不稳定所致，但其确切发热机理尚不清楚。

（二）并发症

1. 急性周围循环衰竭

出血量较大，若在短时间内出血量超过 1 000mL 时，患者常出现周围循环衰竭的症状，除头晕、乏力、心悸外，常伴冷汗、四肢厥冷、脉搏细弱、心跳加速、心音低钝、呼吸气促、血压下降等失血性休克表现。少数患者在出血后有一过性晕厥或意识障碍（系暂时性或一过性脑缺血所致）。部分患者，尤其是老年患者可有烦躁不安的表现，系脑缺氧所致。应特别注意，老年患者因动脉硬化，即使出血量不大，也可出现意识障碍。

2. 失血性贫血

大量出血后，因血管及脾脏代偿性收缩，红细胞比容及血红蛋白可暂时无明显改变。随后，组织液渗入血管内，使血液稀释，一般经3~4小时可出现贫血。

3. 其他

肝硬化引起的大出血极易引起水、电解质紊乱、肝性脑病等并发症。

五、辅助检查

1. 血常规

血红蛋白、红细胞计数、红细胞比容降低，呈正细胞、正色素性贫血，可出现晚幼红细胞。出血24小时内网织红细胞增高，至出血后4~7天可高达5%~15%，止血后逐渐降至正常。UGIH后2~5小时，白细胞增高，止血后2~3天恢复正常，若伴有脾功能亢进者，白细胞计数可不增高。

2. 血尿素氮

UGIH后，血液中蛋白分解产物在肠道吸收，致血尿素氮升高，一般在大出血后数小时开始上升，约24~48小时达高峰，大多>14.3mmol/L，若无明显脱水或肾功能不全的证据，仅血尿素氮升高或持续超过3~4天，提示上消化道仍有出血。此外，因血容量不足，肾血流减少，肾小球滤过率下降，氮质潴留，亦可使血尿素氮增高。如无活动性出血的证据，血容量已补足，但尿量少，血尿素氮持续增高，提示肾性氮质血症、肾衰竭。

3. 内镜检查

内镜检查是病因诊断、确定出血部位和性质的关键，诊断准确率为80%~94%。还可预测再出血的危险性，并能进行镜下止血治疗。一般主张在出血后24~48小时内进行急诊胃镜检查。检查前先建立静脉通道，纠正休克，充分补充血容量，改善贫血（Hb上升至70g/L），在备血、监护及相应止血措施下进行。食管胃静脉曲张并非内镜检查禁忌。

4. 选择性动脉造影检查

对内镜检查无阳性发现，或有活动性出血又不适宜进行内镜检查者，可选择血管造影，还可同时做栓塞止血治疗。可行选择肠系膜上动脉插管造影检查。多主张在出血的情况下立即行造影检查，其出血的部位或病变的性质多数可获得诊断，例如发现造影剂从某破裂的血管处溢出，则该血管处即是出血的部位。当发现异常的病变血管时，可根据该异常血管影做出是否有血管畸形的病因诊断。血管造影属侵袭性检查，有发生严重并发症风险，对严重动脉硬化、碘过敏和老年患者禁用。

5. B 型超声波检查

如发现肝硬化、门静脉高压的特征性改变，即有利于肝硬化的诊断；如发现局部胃黏膜显著增厚则有利于胃癌的诊断。

6. CT 或 MRI 检查

对诊断肝硬化、胆道病变及胰腺病变有较大的帮助，也有利于中、晚期胃癌的诊断。

7. X 线钡餐检查

一般而言，在大出血时不宜行 X 线钡餐检查，因有可能加重出血或再出血，故多主张钡餐检查在出血停止、病情稍稳定后进行。但此时钡餐检查的诊断阳性率明显降低，例如对急性胃黏膜病变、应激性溃疡等的诊断会发生困难，因为这些病变可在短期内恢复正常，但是钡餐检查对于食管静脉曲张、消化性溃疡或胃癌等病变，仍有重要的诊断价值。

六、诊断

首先要判断是否有上消化道出血，再判断出血的严重程度，最后做病因诊断。

1. UGIH 的诊断

根据有引起 UGIH 的原发病史，出现呕血、黑便等症状、体征以及相关辅助检查，可作出 UGIH 的诊断。诊断时注意，有时患者已发生 UGIH，但并无呕血与黑便，此时早期诊断常有困难，必须密切观察病情，测量血压、脉搏以及时进行胃镜或直肠指检，有助于尽早做出诊断。

2. 出血量的估计

①粪便隐血试验阳性，提示每日出血量 >5mL。②黑便提示每日出血量 >

60mL,柏油便提示每日出血量在500~1 000mL;短时间内 UGIH 超过 1 000mL 的患者也会出现血便,同时常会伴有血容量不足的临床表现。③胃内储积血量 在 250~300mL,可引起呕血。④一次出血量不超过 400~500mL 时,因轻度血 容量减少可由组织液与脾贮血所补充,故并不引起全身症状。出血量少时呕吐 物为咖啡色;出血量大时,可呈暗红色或鲜红色;贲门以上食管出血,即使量 不大也可以呕血,且色较鲜红。一般而言,出血量的大小与破裂血管的大小、 是动脉或静脉破裂有密切关系。较大静脉血管破裂,其出血量大;小动脉破裂 的出血量也大;广泛的毛细血管渗血,其出血量一般也较大。

3. 病情严重程度分级

病情严重度与失血量呈正相关。如根据血容量减少导致周围循环的改变来 判断失血量,休克指数(休克指数 = 心率/收缩压)是判断失血量的重要指标 之一。根据出血程度临床分为 3 级:

(1)轻度:失血量 <500mL,即占全身总血量的10%~15%时,无明显的 脉搏加快、血压降低等全身表现,部分患者可出现头晕、心慌。休克指数 为 0.5。

(2)中度:失血量 500~1 000mL,占全身总血量20%左右时,可出现血压 下降,但收缩压仍在 80~90mmHg 以上;脉搏增快,每分钟达 100 次左右;血 红蛋白降至 70~100g/L;可出现一时性晕厥、口渴、心烦、少尿以及短暂性休 克。休克指数为 1。

(3)重度:失血量 >1 500mL,占全身总血量的 30% 以上时,血压下降, 收缩压 <80mmHg,或较基础血压下降 25% 以上;脉搏 >120 次/分,血红蛋 白 <70g/L;可出现神志恍惚、面色苍白、四肢厥冷、冷汗、少尿或无尿等失血 性休克的表现。休克指数 >1.5。

4. 判断出血是否停止

有下列迹象,应认为有继续出血或再出血,需及时处理。①反复呕血或黑 粪次数增多,粪质稀薄,甚至呕血转为鲜红色,黑便变成暗红色,伴有肠鸣音 亢进。②周围循环衰竭的表现经补液、输血而血容量未见明显改善,或虽暂时 好转而又恶化;经快速补液、输血,中心静脉压仍有波动或稍有稳定继之又下 降。③红细胞计数、血红蛋白测定与红细胞比容继续下降,网织红细胞计数持续增高。④在补液和尿量足够的情况下，血尿素氮持续或再次增高。⑤胃管内抽出新鲜血。

5. 出血病因和部位的诊断

（1）若有慢性周期性、节律性上腹疼痛，特别是出血前疼痛加重，出血后疼痛减轻或缓解，考虑消化性溃疡，必要时紧急做胃镜检查，可对食管、胃、十二指肠等病变的性质和出血情况明确诊断。

（2）若有服用阿司匹林等药物史、酗酒史或应激状态者，可能为急性胃黏膜损害。

（3）既往有病毒性肝炎、血吸虫病或慢性酒精中毒病史，并有肝病与门脉高压的临床表现者，可能是肝硬化所致出血。由于脾常在上消化道出血后暂时收缩，诊断时不应过分强调脾肿大的依据。

（4）对中年以上的患者，近期出现上腹痛，伴有食欲减退、消瘦者，应警惕胃癌的可能性。

（5）出血后短期内发现血清胆红素增高，应考虑胆道出血、肝硬化或壶腹肿瘤等。

七、治疗

（一）一般治疗

患者应绝对卧床休息，保持安静，平卧并将下肢抬高。头偏向一侧、保持呼吸道通畅，避免将血液误吸入气管。吸氧，禁食，密切观察呕血、黑便、尿量、神志、皮肤与甲床色泽、肢体温度、周围静脉特别是颈静脉充盈情况。定时复查红细胞计数、血红蛋白、血细胞比容与血尿素氮，心电监护，尽可能进行中心静脉压测定，以指导液体输入量。必要时留置胃管，观察出血情况。

（二）补充血容量

1. 紧急输液

①立即配血。②尽快建立静脉通道，最好经锁骨下静脉插管。③输液速度：先快后慢。④液体种类及选择：可用生理盐水、平衡液、等渗葡萄糖液、血浆或其他血浆代用品、浓缩红细胞、全血。失血后因血液浓缩，应首先静脉快速滴注平衡液或胶体液，最好维持血红蛋白浓度在 100g/L、红细胞比容在 30%；

若失血量较大，Hb浓度<70g/L时，可输浓缩红细胞；严重活动性大出血（急性失血量超过总量的30%）时，应尽早输入足量新鲜全血。⑤输液量：输入液体或血的量应根据病因、尿量、血压，心肺病史。有条件的最好结合中心静脉压调整输液、输血的量及速度。

2. 输血指征

①收缩压<90mmHg，或较基础收缩压降低幅度>30mmHg。②血红蛋白<70g/L，红细胞比容<25%。③心率>120次/分。血容量已补足的指征有：四肢末端由湿冷青紫转为温暖、红润；脉搏由快、弱转为正常、有力；收缩压接近正常，脉压>30mmHg；肛温与皮温差从>3℃转为<1℃；中心静脉压（5～13cmH$_2$O）。UGIH的死亡很大程度上与年龄和严重并发症的临床表现有关。

（三）止血

1. 内镜下止血

对于急性非静脉曲张性上消化道大出血内镜下止血为首选，可对出血灶喷洒凝血酶或0.1%肾上腺素、巴曲酶等，适用于胃黏膜糜烂、渗血、活检后出血、溃疡出血等，对出血量大者效果较差。还可热探头、电凝、激光、微波止血或上止血夹。对于食管胃静脉曲张出血，内镜下止血是控制活动性出血和预防再出血的主要措施，可局部注射硬化剂、套扎疗法，胃底静脉曲张可局部注射组织黏合剂，为手术创造条件。

2. 药物止血

适用于无法内镜治疗或止血失败者，或与内镜治疗联合运用。

（1）抑酸药：抑制胃酸分泌的药物可提高胃内pH值，促进血小板聚集和纤维蛋白凝块的形成，避免血块过早溶解，有利于止血和预防再出血，又可治疗消化性溃疡。常用质子泵抑制剂（PPI）有埃索美拉唑、奥美拉唑、泮托拉唑、兰索拉唑、雷贝拉唑。用法：奥美拉唑80mg静脉推注，继以8mg/h的速度滴注72小时，也可用泮托拉唑等。根据2010年急性非静脉曲张性UGIH国际共识认为：内镜治疗前PPI治疗并不能降低再出血率、手术率和死亡率，但可有效减少干预措施、降低成本、提高安全性，尤其对高风险征象者，因此可考虑内镜检查前行PPI治疗以降低病灶级别、减少内镜干预，但不应延迟内镜检查。2012年美国消化性溃疡出血诊治指南指出，内镜检查前使用PPI可降低病灶级别，尤其是在不能早期行内镜检查或内镜医师技术有限的情况下对内镜治疗前 PPI 的治疗提出了有条件的推荐：内镜治疗后，基本药物治疗是用抑酸药，PPI 为目前推荐药物，疗效较为确切，要尽早应用。此外，还可用 H_2 受体拮抗剂（H_2RA），如雷尼替丁、法莫替丁等。

（2）止血药：止血药物的疗效尚未证实，不推荐作为一线药物使用。可口服凝血酶、云南白药等；也可静脉注射维生素 K_1；或用去甲肾上腺素 8mg 加入 100~200mL 冰生理盐水口服或鼻胃管灌注；或肌内注射或皮下注射巴曲酶 1U，严重出血时同时静注 1U 的巴曲酶。

（3）生长抑素及其衍生物：该药主要作用机理是，减少内脏血流、降低门静脉阻力；抑制胃酸和胃蛋白酶分泌；抑制胃肠道及胰腺肽类激素分泌。是肝硬化急性食道胃底静脉曲张出血的首选药物之一，亦可用于急性非静脉曲张出血的治疗。其特点：可迅速有效控制急性上消化道出血；预防早期再出血的发生；有效预防内镜治疗后的肝静脉压力梯度升高，从而提高内镜治疗的成功率；可显著降低消化性溃疡出血患者的手术率；对于高危患者，选用高剂量生长抑素在改善患者内脏血流动力学、出血控制率和存活率方面均优于常规剂量。因不伴全身血流动力学的改变，该类药物可安全应用于消化道出血患者，止血率为 80%~90%，无明显不良反应。目前推荐：14 肽的天然（或人工合成）生长抑素和人工合成的 8 肽生长抑素奥曲肽。生长抑素的用法：静脉给予 250μg 的负荷剂量后，继之以 250μg/h 持续静滴，维持 5 天，注意该药在滴注过程中不能中断，如中断超过 5 分钟要重新给予负荷剂量？对高危患者可高剂量（500μg/h）输注，这个剂量在改善患者内脏血流动力学、出血控制率和存活率方面均优于常规剂量，可根据患者病情多次重复 250μg 冲击剂量快速静脉滴注，最多可达 3 次。奥曲肽的负荷用量为 100μg，继之以 25~50μg/h 持续静滴，维持 5 天。尽管生长抑素对非食道胃底曲张静脉出血疗效不确切，由于生长抑素无明显不良反应，美国学者对等待内窥镜检查不明病因 UGIH 患者仍推荐使用。

（4）血管升压素及其衍生物：该类药物通过收缩内脏血管，减少门脉血流量，降低门脉压，达到止血目的。常用的药物包括垂体后叶素、血管升压素、特利加压素。一般推荐血管升压素 10U 缓慢静脉推注，之后以 0.2~0.4U/min 持续静脉滴注 72 小时，根据血压调整剂量。常见不良反应有腹痛、血压升高、心律失常、心绞痛，甚至心肌梗死等（高血压、冠心病者忌用）。但由于其较重副作用，限制临床应用，尽管其衍生物特立加压素已被证实可以提高 UGIH 生存率，在欧洲已广泛应用到临床，但在美国并未被批准应用于治疗上消化道出血。常联用硝酸甘油 10 ~ 15μg/min 静脉点滴，或舌下含服硝酸甘油 0.6mg，每 30 分钟一次，以减少血管升压素的不良反应及协同降低门静脉压。国内仍可用垂体后叶素替代血管升压素。

（5）抗生素：应当指出的是，美国肝病协会将抗生素应用 7 天作为预防再发食道胃底曲张静脉出血重要手段，可见肝硬化合并出血的患者预防性使用抗菌药物的重要性。肝硬化合并静脉曲张出血的患者（35% ~ 66%）出现细菌感染的症状与非肝硬化住院患者（5% ~ 7%）相比更为常见。在此类的患者中，预防细菌感染可降低静脉曲张再出血的风险，并可改善生存率。肝硬化合并静脉曲张出血的患者细菌感染的最主要的起因包括自发性腹膜炎、尿道感染和肺炎，常见革兰阴性菌感染。因此，对于肝硬化合并静脉曲张出血的患者应当给予 7 天的抗菌药物。选用喹诺酮类抗生素，对喹诺酮类耐药者可使用头孢类抗生素。

3. 三腔二囊管压迫止血

气囊压迫止血适用于食管静脉及近贲门部的胃底静脉破裂出血，有确切的近期止血效果。由于患者痛苦大，并发症多（如吸入性肺炎、窒息、食管炎、食管黏膜坏死、心律失常等），且近年来药物治疗和内镜治疗的进步，目前已不推荐气囊压迫止血作为首选措施，其应用限于药物不能控制出血时，作为暂时止血用，以赢得时间去准备更好的止血措施。三腔管压迫时间一般为 24 小时，若出血不止可适当延长至 72 小时，但不宜过长。

4. 介入治疗

经药物和内镜治疗无效时，可选择介入治疗。

（1）持续动脉注射法和动脉栓塞疗法：上消化道动脉出血的介入治疗包括持续动脉注射法和动脉栓塞疗法。持续动脉注射法是经导管持续灌注血管收缩剂，而动脉栓塞疗法是用栓塞剂阻塞出血动脉。常用的栓塞剂有自体凝血块、吸收性明胶海绵、聚乙烯醇以及无水乙醇等。

（2）部分脾动脉栓塞术：目前普遍认为食管胃底静脉曲张与门静脉压力增

高相关,而肝硬化患者门静脉血约 1/3 来自脾静脉,部分脾动脉栓塞术(PSE)通过栓塞脾动脉分支减少了脾脏到门静脉的血流量,继而降低门静脉压力。与脾切除相比,部分脾动脉栓塞更安全有效,主要表现在手术过程简单快捷,局麻下就可完成。由于保留了部分脾脏功能从而保存了脾脏。

(3)经皮经颈静脉肝内门-体分流术(TIPS):对于反复出血且应用内窥镜治疗或者药物治疗无效,可以考虑 TIPS,但由于可以引起肝性脑病和置管阻塞,不推荐为食管胃底静脉曲张出血的首选。

5. 手术治疗

经上述治疗,上消化道大出血仍不能得到有效控制,脉率、血压不稳定,或诊断不明且无禁忌证者,可考虑手术治疗。对于食管胃静脉曲张出血仅在药物和内镜治疗无效,无法进行经颈静脉肝内门,体分流术情况下使用。

有关资料显示:首次大出血病死率为 28.7%,曲张静脉一旦发生出血,短时间内再出血概率很大,再出血死亡率明显增高,大出血后 24、48 小时内手术病死率分别为 20%、38%,48 小时以后手术者为 45%。因此,不失时机地对部分大出血患者果断施行手术治疗是抢救患者生命的重要措施。

手术指征是:大量出血并穿孔,幽门梗阻或疑有癌变者;年龄在 50 岁以上,有心肾疾病,经治疗 24 小时以上仍出血不止者;短时间内出血量很大,出现休克征象者;急性大出血,经积极应用各种止血方法仍出血不止,且血压难以维持正常者;近期反复出血,其溃疡长期不愈合;门静脉高压,反复大出血或出血不止者。

八、内镜治疗

内镜检查是目前上消化道出血进行病因诊断和判断出血部位的首选方法。除明确出血部位和病因诊断外,还可通过内镜进行止血治疗。内镜治疗主要适用于炎症、糜烂、溃疡、食管胃底静脉曲张、血管畸形、损伤、肿瘤等导致的渗血,上消化道手术治疗或内镜治疗出现的局部出血,局部食道等部位出现撕裂而出现的出血以及全身性疾病、血液病等发生的出血。而对于休克患者、不适于内镜插入的患者、内镜治疗无效的患者、经内镜治疗后出现再出血情况严重的患者,则不适于勉强进行内镜治疗。下面就上消化道出血患者的内镜治疗进行阐述。

（一）内镜应用的时机

大多数 UGIH 都应在 24 小时内行内镜治疗，但是高危和低危患者则推荐不同。对血流动力学稳定、无严重多病共存的低危患者是否应早期胃镜检查有不同意见。但是早期胃镜检查，能明显缩短住院时间和减少住院费用。而前面提到 Blatchford 评分为 0 者，不行内镜治疗对患者预后无影响。因此总体而言，对低危患者早期胃镜检查并不重要。而对高危患者，最近一项观察性研究发现，高危患者（Blatchford 评分 ≥ 12），12 小时后行胃镜检查，患者术后死亡率为 44%，若早期胃镜检查，患者术后死亡率则为 0%，显然 12 小时后的胃镜检查患者死亡率明显高于早期胃镜检查者。总之，急诊内镜检查一般在入院 12 ～ 24 小时以内进行，对急性大出血患者应尽快进行，急诊内镜检查有很高的诊断率，并可看到 90% 的出血病灶。此外，早期内镜检查还可预测复发出血的危险性和实施早期治疗。

（二）内镜检查前的药物治疗

美国胃肠内镜实践表示：在内镜治疗前，静脉给予红霉素可以改善黏膜的可见性。最近在《中华消化内镜杂志》上发表的 Meta 分析：在内镜治疗前给予红霉素和甲氧氯普胺，明显的降低重复内镜检查确认出血来源的需要，但在血制品的需要、住院时间和外科的需要方面没有不同，因此该方法并不是常规推荐的。上消化道出血紧急内镜检查处理同一般内镜检查，但此时插入内镜往往胃内有较多的血液或血凝块，视野欠清晰，检查前是否洗胃目前尚有不同意见，主张插胃管用冰生理盐水洗胃者认为可以去除血块，易于观察和治疗，且冰生理盐水具有收缩血管作用，利于止血，但是，洗胃时液体易反流入气管，插管时的机械刺激有时反而加重出血，因此也有人不主张洗胃。在促使胃排空方面，红霉素是众所周知的刺激因素，该药有较强的胃肠反应，可潜在地应用于内镜检查前视野的清除。内镜前使用促动力药物可促进胃内积血排空。

内镜检查前辅助质子泵抑制剂（PPI）疗法，可在强酸环境抑制血小板凝集和血浆凝结，并可导致已形成的血栓的溶解。PPI 可迅速中和壁细胞产生的胃酸，可稳定新形成的血栓。共识指南上支持在诊断性内镜检查前或者内镜治疗前 PPI 给药。一项综合了 6 项 RCT 的荟萃分析，共纳入 2 223 例患者，结果显示：内镜检查前质子泵抑制剂 PPI 治疗组与对照组的死亡率、再出血率及手术率无明显差别。但内镜检查前 PPI 治疗显著降低内镜治疗者的镜下高危征象及需要在内镜下治疗的比例。另一项发表在《新英格兰医学》杂志的研究也得出了相似结果，该研究是唯一的一项针对"在内镜实施前采用大剂量弹丸式注射 PPI，继之持续静脉维持的治疗方法的研究"。基于该证据，对于那些延迟内镜检查或不能及时完成内镜检查者，可以考虑预先使用 PPI，然而也不能因此就取消或过度推迟内镜检查。

（三）内镜下治疗

内镜检查可以迅速了解出血部位、程度、性质，还能及时进行直视下止血治疗，包括内镜下局部用药法、热凝固法、药物喷洒法、金属夹法等。

1. 局部用药法

在内镜直视下，经内镜注射针将某种止血或硬化药物注射于出血灶内，达到止血的目的。常用的药物有：无水乙醇、高渗钠－肾上腺素溶液、1∶10 000 肾上腺素注射液、5% 鱼肝油酸钠及 1% 乙氧硬化醇、1% 加四烃基硫酸钠、立止血等。药物可直接注射于出血血管内，也可在出血部位周围 3 ~ 4 处注射。这种方法适用于血管显露的活动性血。有效的数据显示最初有效率可达 95% 左右。新指南禁止单独注射肾上腺素，因为证据表明使用热凝止血效果明显好于单独注射肾上腺素；如要使用药物，则需联合一种热凝或机械止血方法，这样可以提高热凝或机械止血的效果。

2. 热凝固法

热凝固法可使局部产生高热，使蛋白凝固、组织水肿、血管收缩并激活血小板，血管内腔变小或闭塞，进而血栓形成而达到止血效果。现常用的有高频电凝法、Nd－YAG 激光照射法、微波法和热探头法。

（1）微波法：是指通过热能使组织蛋白、血管及组织发生凝固从而达到止血目的。一般采用电极与出血部位接触，反复凝固，拔出电极时为防止组织发生粘连，可采用解离电流通电后再拔出，其有效率可达 92% 左右，其优势在于手术时间短、操作简便、定位准确、不损伤肌层、对人体无害、不良反应小等。但术中患者可能会感到轻微灼烧感、大而深的溃疡易发生穿孔，且在操作上要求使用电极头、时间均要合适，以防止拔出电极后再次出血。

（2）激光法：是指利用激光的光凝固作用，使血管内膜发生血栓，从而达到止血的作用。用于内镜下止血的有氩激光及石榴石激光，止血成功率在80%～90%，但对治疗食管静脉曲张出血的疗效尚有争议。激光治疗出血的并发症不多，有报道曾有发生穿孔、气腹以及照射后形成溃疡，导致迟发性大出血的病例。但如患者胃积血多，血凝块可吸收激光，反而影响其止血效果，而且光速如不能达到出血源，也会对止血效果产生影响。激光法对技术要求及设备要求均较高，疗效与其他凝固法相近，因此没有在临床得到广泛推广。

（3）热探头法：利用热探头的电极达到蛋白质凝固、止血的作用，其止血率可达到97%左右，对操作技术要求较高，如血管喷血情况，热量易造成分散流失，较为严重的并发症为胃穿孔。热探头法较激光、电凝等方法安全，对组织的损伤少。

（4）高频电凝法：电凝止血必须确定出血的血管才能进行，决不能盲目操作。因此，要求病灶周围干净。如胃出血，电凝止血前先用冰水洗胃；对出血凶猛的食管静脉曲张出血，电凝并不适宜。操作方法是：用凝固电流在出血灶周围电凝，使黏膜下层或肌层的血管凝缩，最后电凝出血血管。单极电凝比双极电凝效果好，首次止血率为88%，第2次应用止血率为94%。这种方法如视野不清可能影响止血效果，且对操作技术要求较高，因而使用受到一定限制。

3. 药物喷洒法

主要适用于黏膜糜烂渗血、肿瘤破溃渗血、面积较大但出血量不大或球后溃疡不易注射的上消化道出血患者。选用止血疗效显著的药物。一般应首先清除凝血块，暴露出血病灶，再喷药。本法对溃疡病活动性出血或黏膜病变出血效果显著。常用的止血药物：8%去甲肾上腺素、凝血酶、5%～10%孟氏液（碱式硫酸铁溶液）、生物蛋白胶等。这种方法操作简便，可直接作用于出血部位，凝血时间短，无毒副作用。这种方法仅适用于少量出血，且止血效果不稳定，血块易脱落，有发生再次出血的可能。

4. 机械压迫法

（1）金属夹法：其原理是将特制的金属钛小夹子经内镜活检孔送入消化管腔，对准出血部位，直接将出血的血管或撕裂的黏膜夹住，起到机械压迫止血及"缝合"作用，伤口愈合后金属夹子会自行脱落，夹子一般在1～3周后自行脱落，随粪便排出体外。该法适用于直径＜3mm 的血管破裂出血及局灶性出血，尤其适用于消化道溃疡出血，对小动脉出血的治疗效果更好，也可用于曲张静脉破裂出血。操作时应注意深浅度。这种方法成功率可达100%，且无并发症发生，是一种安全、经济实用的治疗方法。

（2）食管曲张静脉套扎术：近年来，皮圈结扎法的应用范围在逐渐扩大，除治疗静脉曲张出血外，已成为内镜治疗消化道非静脉曲张出血的一种新方法。本法对杜氏病出血尤其适用。1986 年 Stiegmann 等首次报道其原理如同内痔吸引套孔法，于内镜前端安置一套叠硬塑圈，内套圈内联结一尼龙线经活检孔送出，外侧部套一橡皮圈，内镜负压吸住曲张静脉，拉紧套圈时即将橡皮圈推出套住曲张静脉，如此反复可全部结扎粗大的曲张静脉，止血率达90%。其优点是不引起注射部位出血，无系统性并发症，近年来受到推崇；缺点是细小突出不显著的曲张静脉无法结扎。

（3）缝合止血法：主要适用于胃肠小动脉出血，如息肉及黏膜下肿瘤摘除术后基底部中央小动脉出血。对溃疡渗血及弥漫性出血不宜应用。

5. 冷冻止血法

采用液氮或液体二氧化碳作为冷冻液，用冷冻杆接触和喷射冷冻气体的方法，能够迅速极度地降温，从而使局部组织坏死、凝固达到止血目的。但因操作比较复杂，需要特制的仪器，所以应用并不十分广泛。

6. 超声探头法

是通过内镜活检孔利用超声探头成像指示内镜治疗的一种方法。多普勒超声探头可清楚地发现黏膜下的出血血管，利用探头可进行硬化剂注射，以达到快速、准确止血的目的。

7. 内镜下不同方法联合治疗

为了提高上消化道出血的内镜治疗效果，国内外不少学者采取不同方法联合治疗，取得了比单一方法治疗更好的效果。主要有局部喷洒药物加注射药物治疗，高频电凝加局部药物注射等。

（四）应用内镜治疗后的药物治疗

1. 内镜治疗后 PPI 的维持治疗

高级别证据推荐高危患者（即喷射性出血、活动性渗血、血管显露或附着血凝块）成功行内镜治疗后，可以大剂量使用 PPI（静脉弹丸式注射 80mg，继之 8mg/h 静脉滴注维持 72 小时）降低再出血率及死亡率。最近一项对患者内镜治疗后用以上方法与安慰剂对照的亚组分析研究显示：对活动性渗血者即使仅用安慰剂，患者再出血率也低（4.9%），提示对于活动性渗血患者也许不需要使用大剂量 PPI 进行内镜后维持治疗。

2. 幽门螺杆菌根除治疗

对消化性溃疡出血的所有患者都应该进行幽门螺杆菌检测研究发现：快速尿素酶试验存在 79% 的假阴性率，快速尿素酶试验联合活检组织检测的灵敏度只有 86%。因此在上消化道出血的情况下，快速尿素酶试验阴性的所有患者过段时间再检测的推荐是有意义的。随机试验 Meta 分析幽门螺杆菌根除治疗和持续的抗内分泌治疗对于预防再出血的疗效评估中显示：根除治疗组明显降低再出血的风险。因此，凡有幽门螺杆菌感染的消化溃疡，无论初发或复发、活动或静止、有无并发症，均应予以根除幽门螺杆菌治疗，目前推荐 PPI 或胶体铋为基础加上两种抗生素的三联治疗方法。治疗失败后的再治疗比较困难，可换用另外两种抗生素，或采用 PPI、胶体铋合用两种抗生素的四联疗法。

（五）再次内镜检查

内镜检查后 24 小时内无须常规复查内镜，对于临床证实存在再出血的患者，可以再次行内镜下止血，对部分患者可以考虑手术或介入治疗。最近一项病例回顾性分析研究显示，对内镜和药物治疗失败的患者，行动脉栓塞治疗成功率可达 90%，以上，栓塞治疗成功后的再出血率为 33%。

第二节　重症急性胰腺炎

一、概述

急性胰腺炎（AP）是指多种病因引起的胰酶激活，以胰腺局部炎症反应为主要特征，伴或不伴有其他器官功能改变的疾病。临床上，大多数患者的病程呈自限性，20% ~30% 患者病情凶险。总体病死率为 5% ~10%。

重症急性胰腺炎（SAP）是指急性胰腺炎伴有脏器功能障碍，或出现坏死、脓肿或假性囊肿等局部并发症者，或两者兼有。腹部体征：上腹部明显的压痛、反跳痛、肌紧张、腹胀、肠鸣音减弱或消失等，腹部包块，偶见腰肋部皮下瘀斑征和脐周皮下瘀斑征。可以并发一个或多个脏器功能障碍，也可伴有严重的代谢功能紊乱，包括低钙血症（血钙 < 1.87mmol/L）。增强 CT 为诊断胰腺坏死的最有效方法，B 超及腹腔穿刺对诊断有一定帮助。APACHE Ⅱ 评分≥8 分。Balthaza CT 分级系统≥Ⅱ级。死亡率为 20%，伴有严重并发症的患者死亡率可高达 50%。

暴发性急性胰腺炎是重症急性胰腺炎的一个特殊类型，是指凡在起病 72 小时内经正规非手术治疗（包括充分液体复苏）仍出现脏器功能障碍，常继发腹腔间隔室综合征者。

二、病因

重症急性胰腺炎的病因较多，且存在地区差异。在确诊急性胰腺炎基础上，应尽可能明确其病因，并努力去除病因，以防复发。

1. 胆道结石

近年来的研究表明，重症急性胰腺炎中有 70% 是由胆道微小结石引起的，这种微小结石的成分主要是胆红素颗粒，其形成与肝硬化、胆汁淤积、溶血、酗酒、老龄等因素有关。微小结石的特点是：①大小不超过 3～4mm，不易被 B 超发现。②胆红素颗粒的表面很不规则，一旦进入胰管，容易损伤胰管而引起炎症和感染。③胆石的大小与急性胰腺炎的危险性呈反比，微小胆石引起的急性胰腺炎比大结石引起的急性胰腺炎更为严重。若临床上怀疑此病，可做急诊内镜逆行胰胆管造影（ERCP）或十二指肠引流，将收集到的胆总管内的胆汁进行显微镜检查，即可明确诊断。

2. 高脂血症

近年来高脂血症引起胰腺炎明显增多，尤其是体型肥胖伴有高血脂、脂肪肝和家族性高血脂病史的患者。目前认为高脂血症胰腺炎的发生与血胆固醇无关，而与血三酰甘油（TG）密切相关。血三酰甘油在 5.65～11.30mmol/L 之间，且血清呈乳状的胰腺炎称为高三酰甘油血症性胰腺炎。脂蛋白酶（LPL）是内、外源性脂肪代谢的关键酶，可将乳糜微粒和极低密度脂蛋白中的三酰甘油水解成甘油和脂肪酸，对血三酰甘油的清除起着重要作用。家族性 LPL 缺乏或家族性脂蛋白 C Ⅱ （ApoC Ⅱ） 缺乏可导致机体脂代谢障碍，引起血三酰甘油水平的增高。

3. 酗酒或暴饮暴食

患者以男性青壮年为主，暴饮暴食和酗酒后，可因大量食糜进入十二指肠、酒精刺激促胰液素和胆囊收缩素释放而使胰液分泌增加，进而引起乳头水肿和肝胰壶腹括约肌痉挛，最终导致重症急性胰腺炎发病。

4. 其他病因

如壶腹乳头括约肌功能不良、药物和毒物、逆行性胰胆管造影 （ERCP） 后、十二指肠乳头旁憩室、外伤、高钙血症、腹部手术后、胰腺分裂、壶腹周围癌、胰腺癌、血管炎、感染 （柯萨奇病毒、腮腺炎病毒、获得性免疫缺陷病毒、蛔虫病）、自身免疫 （系统性红斑狼疮、干燥综合征）、α_1 - 抗胰蛋白酶缺乏症等。

三、发病机制

1. 胰腺的自身消化

重症急性胰腺炎的发病机制主要是胰液对胰腺及其周围组织自身消化的结果。正常人胰液在体内不发生自身消化，是因为有几种防御机制：①胰管上皮有黏多糖保护层。②胰腺腺泡有特异的代谢功能，可阻止胰酶侵入细胞内。③进入胰腺的血流中有中和胰酶的物质等。此外，胰蛋白酶等大部分胰酶在分泌时以不激活的状态存在，即以酶原的形式存在，此时无自身消化作用。上述的正常防御功能遭到破坏，如胰管阻塞、刺激胰酶分泌的作用突然增加，感染的胆汁或十二指肠液侵入腺泡等因素，均可导致胰管内压增加、腺泡破裂，暴发性地释放出所有胰酶，包括蛋白酶、脂肪酶和淀粉酶等，从而造成了胰酶的自身消化。

此外，在急性胰腺炎时许多酶系统也被激活：①胶原酶可使炎症扩散。②弹性硬蛋白酶可损害血管壁，引起出血。③蛋白水解酶复合体可使组织坏死进一步蔓延、扩散。④脂肪酶可以使胰周脂肪组织（如肠系膜根部、小网膜囊、腹膜后间隙、肾床、主动脉两侧、盆腔等）形成脂肪坏死区，钙离子和坏死的脂肪结合形成皂化斑，这是血钙下降的原因之一。同时，胰腺本身的坏死组织分解溶化后可产生血管活性物质，如血管舒缓素、激肽及前列腺素等，使周围血管张力降低，加上胰周大量液体渗出、血容量锐减、血压下降均可进一步造成循环功能紊乱以及肾脏损害。此外，坏死毒素中尚有心肌抑制因子和休克肺因子，可以引起心、肺功能的损害。各器官功能障碍还可涉及肝脏和中枢神经系统等，所有这些病变统称为"酶性休克"。

2. 细胞因子在致病中的作用

炎性细胞因子在急性胰腺炎导致的全身性炎症中起重要作用。在急性胰腺炎中炎性细胞因子互相关联和累积，可导致血管渗漏、低血容量、多系统器官衰竭等危象的发生。研究证明，急性胰腺炎受损的胰腺组织作为抗原或炎症刺激物，激活了巨噬细胞而释放出炎症介质，造成细胞因子网络和免疫功能紊乱，很可能就是急性胰腺炎易于从局部病变迅速发展为全身炎症综合征（SIRS）以及多系统器官衰竭的重要原因。2008年有学者报道重症急性胰腺炎合并脓毒败血症的患者，其免疫功能及激素水平均发生变化，54.3%的患者因血中胰岛素和C肽减少而发生高血糖；47.3%的患者早期皮质醇含量增高，当合并脓毒败血症时，其中的67.3%患者出现皮质醇及T淋巴细胞活性下降，免疫应答细胞减少。脓毒败血症时补体系统的连锁反应可激活产生C3a、C4a、C5a等过敏毒素，这些毒素均使血管渗透性增加，促进细胞因子释放，TNF、IL-1、IL-6、IL-8和PAF等增多。因而认为检测血液中此类细胞因子的浓度，有助于判断胰腺病变的严重程度、病情的发展和预后等。与此同时，急性胰腺炎患者也存在一些保护性细胞因子和内生性细胞因子拮抗剂，主要有：IL-2、IL-10、可溶性TNF受体（STNFR）和IL-1受体拮抗剂（IL-1 Ra），这些因子可用于治疗重症急性胰腺炎，减轻胰腺和其他脏器的损伤，缓解病情，改善预后，降低死亡率。

近年来人们注意到白细胞及其代谢产物，如细胞质、弹性蛋白酶等酶类物质和氮氧化合物等在加重胰腺的炎症反应中可能起一定作用，可导致多系统并发症的发生，同时还注意到微循环障碍可能是引起胰腺坏死的重要因素。

四、临床表现

1. 腹痛

腹痛是重症急性胰腺炎的主要临床表现之一，持续时间较长，如有渗出液扩散入腹腔内可致全腹痛。少数患者，尤其是年老体弱者可无腹痛或仅有轻微腹痛，对于这种无痛性重症急性胰腺炎应特别警惕，很容易漏诊。

2. 黄疸

如黄疸呈进行性加重，又不能以急性胆管炎等胆道疾病来解释时，应考虑有重症急性胰腺炎的可能。

3. 休克

常有不同程度的低血压或休克，休克既可逐渐出现，也可突然发生，甚至在夜间发生胰源性猝死，或突然发生休克而死亡。部分患者可有心律不齐、心肌损害、心力衰竭等。

4. 高热

在急性胰腺炎感染期，由于胰腺组织坏死，加之并发感染或形成胰腺脓肿，患者多有寒战、高热，进而演变为败血症或真菌感染。

5. 呼吸异常

早期可有呼吸加快，但无明显痛苦，胸部体征不多，易被忽视。如治疗不及时，可发展为急性呼吸窘迫综合征。

6. 神志改变

可并发胰性脑病，表现为反应迟钝、谵妄，甚至昏迷。

7. 消化道出血

可并发呕血或便血。上消化道出血多由于急性胃黏膜病变或胃黏膜下多发性脓肿所致；下消化道出血多为胰腺坏死穿透横结肠所致。

8. 腹水

合并腹水者几乎都为重症急性胰腺炎。腹水呈血性或脓性，腹水中的淀粉酶常升高。

9. 皮肤黏膜出血

患者的血液可呈高凝状态，皮肤黏膜有出血倾向，常有血栓形成和局部循环障碍，严重者可出现弥散性血管内凝血（DIC）。

10. 脐周及腰部皮肤表现

部分患者的脐周或腰部皮肤可出现蓝紫色斑，提示腹腔内有出血、坏死以及血性腹水。脐周出现蓝紫色斑者称为 Cullen 征，腰部皮肤出现蓝紫色斑者则称为 Grey – Turner 征。

五、辅助检查

1. 血、尿淀粉酶

一般急性胰腺炎患者的血、尿淀粉酶均呈 3 倍以上的升高，若在升高的基础上又突然明显降低，则提示预后不良。

2. 血清正铁血红蛋白（MHA）、C – 反应蛋白（CRP）

当腹腔内有游离血液存在时，MHA 可呈现阳性，有助于重症急性胰腺炎的诊断。坏死性出血性肠炎、肠系膜血管阻塞时也可以出现 MHA 阳性，应注意鉴别。发病 72 小时后 CRP > 150mg/L，提示胰腺组织坏死。

3. 血常规、血气分析、生化指标

血常规 WBC > 12.0×10^9/L，血气 pH < 7.3，BE < -3，伴发 ARDS 时氧分压 < 60mmHg，生化指标乳酸 > 2.0mmol/L，低钙血症（血钙 < 1.87mmol/L），伴发急性肾衰竭时 Scr > 176.8μmol/L，伴发凝血功能障碍时 PT、APTT 时间均延长。

4. 腹部 X 线平片

如有十二指肠或小肠节段性扩张或右侧横结肠段充气梗阻，常提示有腹膜炎及肠麻痹的存在。前者称为警哨肠曲征，后者称为结肠切割征，多与重症急性胰腺炎有关。

5. B 超

可发现胰腺明显肿大、边缘模糊、不规则、回声增强、不均匀等异常，胰腺中还可有小片状低回声区或无回声区。

6. CT

是诊断重症急性胰腺炎的重要手段，准确率可达 70% ~ 80%。可显示胰腺和胰后的图像。重症急性胰腺炎可见肾周围区消失、网膜囊和网膜脂肪变性、密度增厚、胸腔积液、腹水等病变。根据炎症的严重程度分级为 A～E 级。A 级：正常胰腺。B 级：胰腺实质改变，包括局部或弥漫的腺体增大。C 级：胰腺实质及周围炎症改变，胰周轻度渗出。D 级：除 C 级外，胰周渗出显著，胰腺实质内或胰周单个液体积聚。E 级：广泛的胰腺内、外积液，包括胰腺和脂肪坏死、胰腺脓肿。D～E 级：临床上为重症急性胰腺炎。

六、诊断

（一）诊断

具备急性胰腺炎的临床表现和生化改变，且具下列之一者：局部并发症（胰腺坏死，假性囊肿，胰腺脓肿）；器官衰竭；Ranson ≥3；APACHE Ⅱ 评分 ≥8；CT 分级为 D、E。

有助于重症急性胰腺炎的诊断：①有暴饮、暴食、外伤、手术、肾衰竭等诱导因素。②原有胆道疾患，突然发生持续性上腹部剧痛，并且血象和尿素氮明显升高，血钙低于正常。③凡病情危重、有黄疸和休克的急腹症，或原因不明的急腹症患者，都应做血、尿淀粉酶检查。④对诊断不明的可疑病例，除常规进行 B 超检查外，尚须进一步做诊断性腹腔穿刺检查，如发现腹水为血性、无臭味，镜检主要成分为红细胞、正铁血红蛋白升高、多核细胞增多、涂片无细菌，腹水中的淀粉酶升高，则应考虑为重症急性胰腺炎。⑤病情复杂、诊断不能明确的急腹症患者，经内科治疗后病情仍无好转，甚至恶化，则应在 12～24 小时内行急诊手术，通过剖腹探查明确诊断。

（二）并发症

1. 全身并发症

包括 ARDS、急性肾衰竭、心肌损伤、凝血功能障碍、胰性脑病、肠梗阻、消化道出血等。

2. 局部并发症

（1）急性液体积聚：发生于病程早期，胰腺内或胰周或胰腺远隔间隙液体积聚，并缺乏完整包膜。

（2）胰腺坏死：增强 CT 检查提示无生命力的胰腺组织或胰周脂肪组织。

（3）假性囊肿：有完整非上皮性包膜包裹的液体积聚，内含胰腺分泌物、肉芽组织、纤维组织等。多发生于急性胰腺炎起病 4 周以后。

（4）胰腺脓肿：胰腺内或胰周的脓液积聚，外周为纤维囊壁。

（三）鉴别诊断

1. 急性胆囊炎、胆石症

急性胆囊炎、胆石症与重症急性胰腺炎有相似之处，但两者还是有明显的区别。急性胆囊炎、胆石症的疼痛多位于右上腹，并向右肩部放射，常有反复发作史，多伴有畏寒、发热、寒战及黄疸；而重症急性胰腺炎的疼痛多位于上腹部，疼痛较急性胆囊炎或胆石症更为剧烈，且向左侧腰部放射，疼痛一般不能被镇痛解痉剂所缓解。重症急性胰腺炎的血、尿淀粉酶常升高，而急性胆囊炎、胆石症患者的血、尿淀粉酶多正常，若为胆源性胰腺炎，临床上则更难鉴别，常在手术中方能明确诊断。

2. 消化性溃疡急性穿孔

本病与急性胰腺炎的鉴别诊断比较困难，但典型的胃、十二指肠溃疡穿孔患者多有慢性溃疡病史，穿孔前有长短不一的消化性溃疡发作症状，并且有突然出现的全腹痛，体格检查可发现腹壁呈板状腹，肝浊音界缩小或消失，肠鸣音消失，X 线检查可见膈下游离气体，血、尿淀粉酶正常，腹腔穿刺的抽出液内偶可见有食物残渣。

3. 胆道蛔虫症

突然发病，多见于儿童及青壮年，上腹部剑突下的钻顶样疼痛，疼痛的发作与缓解无规律性。主要临床特点为症状严重，但体征轻微，血、尿淀粉酶正常，若合并有急性胰腺炎，则淀粉酶可升高。

4. 肠系膜血管栓塞

腹痛多位于中腹部，疼痛不如急性胰腺炎严重，但腹胀较急性胰腺炎明显，肠管坏死后腹痛可缓解或消失，有时伴有休克。

5. 急性肠梗阻

常有剧烈的腹痛，并伴有呕吐，淀粉酶可升高，特别是高位绞窄性肠梗阻。肠梗阻患者腹痛的阵发性加剧较重症急性胰腺炎更为明显，腹痛时伴有肠鸣音亢进，呕吐后腹痛即可缓解。腹部检查可见肠型，腹部 X 线检查可见肠腔有多个气液平面。

6. 急性肾绞痛

急性胰腺炎有时需与左肾及左输尿管结石相鉴别，由泌尿系统结石引起的肾绞痛多为阵发性绞痛，向会阴部放射，并合有血尿、尿频、尿急、尿痛等尿路刺激症状。

7. 心肌梗死

由于重症急性胰腺炎常有心血管系统的损害，心电图上也可出现心肌梗死样改变，故与冠状动脉粥样硬化性心脏病、心肌梗死的鉴别十分重要。心肌梗死多有冠心病史，胸前有压迫感和胸闷，心电图常有各种心肌梗死表现，肌酸磷酸激酶升高，多无急腹症表现。

七、治疗

重症急性胰腺炎的诊治工作应尽可能在重症监护病房（ICU）中进行，并采取积极有效的措施，以阻止病情的进一步恶化，尽力挽救患者的生命。重症急性胰腺炎的治疗包括禁食，胃肠减压，止痛，补充水、电解质，纠正酸碱平衡失调，预防和控制感染，抑制胃液和胰液的分泌，器官功能维护等，必要时手术治疗。

1. 液体复苏

发病早期重症急性胰腺炎患者常存在液体不足。方法：①在血流动力学监测指导下，进行液体复苏，早期达到复苏目标。②中心静脉压（CVP）8～12mmHg。③平均动脉压 >65mmHg。④尿量 >0.5mL/（kg·h）。⑤中心静脉或混合静脉血氧饱和度（SvO_2）>0.70。若 CVP 达 8～12mmHg，SvO_2 <0.70，则根据血红蛋白浓度，输注浓缩红细胞比容到达 0.30 以上。若 SvO_2 仍然低于 0.70，则给予多巴酚丁胺以达到复苏目标。⑥血管活性药物应用的指征：如果出现严重威胁生命的低血压，在积极液体复苏的同时，早期开始应用升压药；或者经过积极的液体复苏，平均动脉压仍然低于 60mmHg 时用升压药。升压药首选去甲肾上腺素。

2. 解痉镇痛

重症急性胰腺炎时的腹痛可使胰腺分泌增加，加重壶腹括约肌痉挛，使已存在的胰管或胆管内压力进一步升高。剧烈的腹痛还可引起或加重休克状态，甚至导致胰－心反射而发生猝死，因此迅速而有效地缓解腹痛有着十分重要的意义。止痛的方法：麻醉剂或患者控制麻醉法、丁溴东莨菪碱、硫酸镁等。

3. 胰酶抑制剂

加贝酯为目前临床应用比较广泛的一种人工合成胰酶抑制剂，是从大豆中提取的小分子胰酶拮抗剂。对胰蛋白酶、缓激肽、纤维蛋白溶酶、磷脂酶 C、凝血酶、磷脂酶 A_2 均有抑制作用，还有松弛壶腹括约肌、增加肝血流量、降低肺动脉压的作用，临床应用能缓解症状，降低死亡率。

4. 生长抑素

生长抑素已广泛用于重症急性胰腺炎的治疗，它能改善临床症状、减少并发症、降低死亡率，对胰瘘和肠瘘也有较好的疗效。

5. 预防和治疗感染

重症急性胰腺炎发生后感染率迅速上升，病情进一步加重，为此可常规使用有效的抗菌药物。对抗菌药物的选择应注意以下几点：①要能保持抗菌药物在血液、胰液和胰组织中的浓度，该浓度足以抑制引起胰腺感染的致病菌，也可预防和控制胰腺周围、肺、肝等处的感染。②要具有透过血－胰屏障的性能，一般来说，脂溶性高、亲水性小的抗生素比较容易透过血－胰屏障，能在胰液及胰腺组织内达到有效的高浓度，如头孢拉定、头孢噻肟，喹诺酮类的环丙沙星、氧氟沙星以及甲硝唑、泰能等均属此类药物。③抗生素与血清蛋白结合率越低，游离抗生素的浓度越高，胰腺中药物的浓度也就越高。④抗生素的 pH 值越高，其在胰腺组织中有效浓度就越高。

6. 腹腔灌洗

属于非手术疗法，是抢救重症急性胰腺炎患者生命的重要措施，对缓解症状、控制感染和治疗多系统器官衰竭等严重并发症有良好的疗效。在施行灌洗治疗时有几点需要注意：①宜早不宜晚，应在确诊后 48 小时内进行，若施行过晚炎性渗出物已在胰周、肠襻之间形成了蜂窝样分隔，会影响灌洗效果。②要充分，每次灌洗时患者需平卧，以便灌洗液充分流入腹腔各个部位，特别是胰周、膈下和结肠旁沟，可尽早、尽快地将含酶、含毒素的腹水及胰腺坏死碎屑冲洗干净，这对阻止病变发展、缓解病情十分重要。③根据血生化检测指标增减加入灌洗液中的电解质、抗生素、葡萄糖等，一般不加抗凝剂以免加重出血。

7. 持续血液净化治疗

适应证：①伴急性肾功能衰竭，或尿量 <0.5mL/（kg·h）。②早期伴 2 个或 2 个以上器官功能障碍者。③早期高热（39℃以上），伴心动过速、呼吸急促，经一般处理效果不明显者。④伴严重水、电解质紊乱者。⑤伴胰性脑病者，或毒性症状明显者。

8. 机械通气和氧疗

所有患者入院后，均应在血气检查后进行氧疗。呼吸次数 >35 次/分，并且氧分压 < 70mmHg 或二氧化碳分压 >60mmHg 的患者可以考虑机械通气。

9. 中药治疗

早期应用通里攻下中药，如大承气汤等对多系统器官衰竭有一定的预防作用。通里攻下的中药如大黄等有恢复肠蠕动、保护肠黏膜屏障功能，能减少肠源性感染及肠源性内毒素血症的发生；大黄还具有减轻胰腺出血与坏死的程度、抑酶、抑菌、导泻、解除壶腹括约肌痉挛等作用。清热解毒及活血化瘀类中药则具有改善腹腔脏器的供血、减少炎性渗出、促进炎症消散及减少脓肿形成等作用。

10. CT 引导下经皮导管引流术

以往重症急性胰腺炎一旦发生感染，首选的治疗方法是手术治疗，但手术治疗的死亡率高，特别是在脓毒败血症合并多系统器官衰竭的情况下，手术的风险极大。因此，对此类患者行非手术治疗是一种重要的可供选择的方法，CT 引导下经皮导管引流术即为其中之一。患者发病后 24～48 小时内做增强 CT，以明确胰腺的坏死部位与面积；在 CT 引导下经腹腔放置10～28F的导管，导管放置后先抽尽腹腔内的液体，然后用生理盐水或甲硝唑冲洗，尽可能把坏死的碎屑和渗出物冲洗干净，以后每 8 小时冲洗 1 次，必要时更换不同型号的引流管。当24 小时引流量 <10mL，CT 证实坏死腔已消失且无瘘管存在时即可拔管。本法治疗感染性重症急性胰腺炎安全有效，需患者与经治医师的耐心与信心。目前也采用 B 超引导下进行经皮穿刺引流，这种方法可能更为实用。

11. 营养支持

重症急性胰腺炎患者可出现严重的代谢功能障碍，同时处于高代谢状态，蛋白质和热量的需要明显增多。肠内营养能使肠黏膜维持正常细胞结构和细胞间连接以及绒毛高度，使肠黏膜的机械屏障不至受损，肠道固有菌群正常生长，维持了生物屏障作用；同时肠道菌丛正常生长，维持了肠道菌群的恒定，并有助于肠道细胞正常分泌 sIgA。近年来有学者主张行早期肠内营养支持，发现重症急性胰腺炎发病 48 ~ 72 小时内行肠内营养是安全、可行的，并能降低脓毒症的发生。因此在重症急性胰腺炎早期要努力恢复肠内功能，贯彻"如果肠内有功能，就应使用肠道"的原则。对于无法早期应用肠内营养的重症急性胰腺炎患者，早期行全胃肠外营养也是必要的。一般来说完全胃肠外营养可为患者提供全面的营养素，达到早期营养支持的目的，在患者的水、电解质紊乱和酸碱平衡失调得到纠正后即可使用。静脉输注脂肪乳剂是安全的，但高脂血症（特别是高三酰甘油血症）者忌用。待患者胃肠蠕动功能恢复、腹胀消失后即可进行完全胃肠内营养。

12. 胰腺假性囊肿的处理

急性胰腺炎后合并胰腺假性囊肿的患者中，有 25% ~ 50% 的囊肿可自行消失。但直径超过 5cm、存在的时间在 6 周以上的假性囊肿可能会发生感染、出血、破裂等并发症，因此应进行减压治疗。可在 B 超、CT 引导下进行穿刺引流，也可使用内镜进行囊肿 – 胃吻合术或囊肿 – 十二指肠吻合术，通过在假性囊肿和胃之间插入双面猪尾巴导管进行引流。3 ~ 4 周后复查 CT，如囊肿已闭合，即可拔除引流导管。如果 ERCP 中发现造影剂能进入假性囊肿内，说明囊肿与胰管是相通的，此时可通过主胰管把导丝插入囊肿内进行减压治疗，但此法有一定的难度和风险，可造成胰腺的继发感染与坏死等不良后果，须慎重使用。

13. 手术治疗

早期采取以维护器官功能为目的的非手术治疗，无菌性坏死采用非手术治疗，胰腺和（或）胰周坏死合并感染宜行手术治疗。术中有限制地清除坏死组织，术后在胰周和腹膜后用双套管持续冲洗引流，尽量去除腹膜后坏死组织和渗出物。

八、研究进展

1. 糖皮质激素

重症急性胰腺炎的发生与多种炎性介质有关，而核因子 – κB（NF – κB）在调控炎性介质基因表达方面起着重要作用。NF – κB 的活化可能是重症急性胰腺炎重要的细胞内早期事件，糖皮质激素（地塞米松）抑制NF – κB活化，增加抑制蛋白 IκB 表达，继而可抑制炎症细胞因子的转录、合成，限制炎症反应。临床上大剂量激素作为非特异性治疗方法，在减轻全身炎性反应方面起到良好的效果。

2. 高渗盐水

7.5%高渗盐水（HS）能提高机体血容量，改善微循环，增强心脏功能，改善血流动力学，减轻血管内皮细胞肿胀及肺泡内皮细胞肿胀，减少组织器官淤血和水肿，减轻全身炎症反应。

3. 细胞因子和血管活化因子拮抗剂——昔帕泛

可有效减轻症状，减少器官衰竭的发生，降低死亡率。

4. 乌司他丁

对胰蛋白酶、α_2 – 糜蛋白酶、透明质酸酶等有抑制作用；能抑制炎性介质、溶酶体酶的释放，具有稳定溶酶体膜、清除氧自由基等作用，对轻型和重型胰腺炎均有较好的疗效，不良反应少。

5. 钙通道阻断剂

维拉帕米、心痛定等具有扩张血管、改善胰腺血供、防止胰腺腺泡细胞钙超载而起保护作用。可阻止胰腺炎由轻型向重型的发展，限制胰腺坏死，改善急性胰腺炎的预后。

第六章

神经系统急症

第一节　脑梗死

脑梗死又称缺血性脑卒中，指各种原因所致脑部血液供应障碍，导致局部脑组织缺血、缺氧性坏死，出现相应神经功能缺损的一类临床综合征。急性期一般指发病后 2 周内。急性缺血性脑卒中的处理应强调早诊断、早期治疗、早期康复和早期预防再发。

病理分期为：超早期（1～6 小时）、急性期（6～24 小时）、坏死期（24～48 小时）、软化期（3 日～3 周）、恢复期（3～4 周后）。

一、病因

病因分型主要采用 TOAST 分型。

（一）大动脉粥样硬化型

要求血管影像学检查证实与脑梗死神经功能缺损相对应的颅内或颅外大动脉狭窄 >50% 或闭塞，且血管病变符合动脉粥样硬化改变；或存在颅内或颅外大动脉狭窄 >50% 或闭塞的间接证据。

（二）心源性栓塞型

要求至少存在一种心源性卒中高度或中度危险因素。

（三）小动脉闭塞型

要求头颅 CT 或 MRI 正常或梗死灶直径 <1.5cm。

（四）其他病因型

除以上 3 种明确病因的分型外，其他少见病因，如凝血功能障碍疾病、血液成分改变、各种原因血管炎、血管畸形、结缔组织病、夹层动脉瘤、肌纤维营养不良等所致的脑梗死。

（五）不明原因型

包括两种或多种病因、辅助检查阴性未找到病因和辅助检查不充分的情况。

二、发病机制

根据局部脑组织发生缺血坏死的机制可分为：脑血栓形成、脑栓塞和血流动力学机制所致的脑梗死。其中脑血栓形成和脑栓塞均是由于脑供血动脉急性闭塞或严重狭窄所致，占全部急性脑梗死的 80% ~90% 。

三、临床表现

（一）脑血栓形成

多见于中老年，动脉炎性脑梗死以中青年多见。常在安静或睡眠中发病，部分病例有短暂性脑缺血发作（TIA）前驱症状如肢体麻木、无力等，局灶性体征多在发病后 10 余小时或 1 ~2 日达到高峰，临床表现取决于梗死灶的大小和部位。患者一般意识清楚，当发生基底动脉血栓或大面积脑梗死时，可出现意识障碍，甚至危及生命。

（二）脑栓塞

可发生于任何年龄，以青壮年多见，多在活动中骤然起病，无前驱症状，局灶性神经体征在数秒至数分钟达到高峰，多表现为完全性卒中。大多数患者有风湿性心脏病、冠心病和严重心律失常等，或存在手术史等有栓子来源的病史。有些患者同时并发肺栓塞（气急、发绀、胸痛、咯血和胸膜摩擦音等）、肾栓塞（腰酸、血尿等）、肠系膜栓塞（腹痛、血便等）和皮肤栓塞（出血点或瘀斑）等。意识障碍有无取决于栓塞血管的大小和梗死面积。

不同部位血管栓塞会造成相应血管闭塞综合征。与脑血栓相比，脑栓塞更易复发和出血。病情波动较大，病初严重，但因为血管再通，部分患者可迅速缓解；有时并发出血，临床症状可急剧恶化。

（三）腔隙性梗死

多见于中老年患者，男性多于女性，半数以上的病例有高血压病史，突然或逐渐起病，出现偏瘫或偏身感觉障碍等局灶症状。通常症状较轻、体征单一、预后较好，一般无头痛、颅高压和意识障碍等表现，许多患者并不出现临床症状而由头颅影像学检查发现。

（四）临床分型

脑梗死临床分型使用牛津郡社区卒中研究分型（OCSP）。分型标准为：

1. 完全前循环梗死（total anterior circulation infarction，TACI）

大脑高级神经活动（意识、失语、失算、空间定向力等）障碍，同向偏盲，对侧 3 个部位（面、上肢与下肢）较严重的活动和（或）感觉障碍。

2. 部分前循环梗死（partial anterior circulation infarction，PACI）

偏瘫、偏盲、偏身感觉障碍及高级神经活动障碍较完全前循环梗死局限或不完全。

3. 后循环梗死（POCI）

表现为椎基动脉综合征，如同侧脑神经麻痹及对侧感觉运动障碍及小脑功能障碍等。

4. 腔隙性梗死（lacunar infarction，LACI）

表现为各种腔隙综合征，如纯运动性轻偏瘫、纯感觉性卒中、共济失调性轻偏瘫等。大多是基底核或脑桥小穿通支病变引起的小腔隙灶，梗死灶直径 <2.0cm。

四、辅助检查

（一）实验室检查

1. 所有患者都应做的检查

血糖、肝肾功能和电解质；心电图和心肌缺血标志物；全血计数，包括血小板计数；凝血酶原时间（PT）/国际标准化比率（INR）和活化部分凝血活酶时间（APTT）；氧饱和度。

2. 部分患者必要时可选择的检查

毒理学筛查；血液酒精水平；妊娠试验；动脉血气分析（若怀疑缺氧）；腰椎穿刺（怀疑蛛网膜下腔出血而 CT 未显示或怀疑脑卒中继发于感染性疾病）。

（二）特殊检查

1. 脑部检查

常用检查方法包括计算机断层扫描（CT）及磁共振成像（MRI），脑病变检查是所有疑似脑卒中患者必须完成的检查项目。

（1）平扫 CT：急诊平扫 CT 可准确识别绝大多数颅内出血，并帮助鉴别非血管性病变（如脑肿瘤），是疑似脑卒中患者首选的影像学检查方法。

（2）磁共振成像（MRI）：弥散加权成像（DWI）在症状出现数分钟内就可发现缺血灶并可早期确定大小、部位与时间，对早期发现小梗死灶较标准 MRI 更敏感；MRI 在识别急性小梗死灶及后颅窝梗死方面明显优于平扫 CT。但受到患者本身的禁忌证（如有心脏起搏器、金属植入物或幽闭恐惧症）等局限。

2. 脑血管检查

常用检查包括颈动脉超声、经颅多普勒（TCD）、磁共振脑血管成像（MRA）、CT 血管造影（CTA）和数字减影血管造影（DSA）等。其中 DSA 准确性最高，是脑血管病变诊断的"金标准"，但 DSA 是创伤性检查，具有一定风险。

3. 脑电图

可用于怀疑痫性发作的患者。

4. 胸部 X 线检查

针对部分患者可选择的检查。

五、诊断和鉴别诊断

（一）诊断

根据《中国急性缺血性脑卒中诊治指南 2014》的定义，急性缺血性脑卒中（急性脑梗死）诊断需符合如下标准：急性起病；局灶神经功能缺损（一侧面部或肢体无力或麻木，语言障碍等），少数为全面神经功能缺损；症状或体征持续时间不限（当影像学显示有责任缺血性病灶时），或持续 24 小时以上（当缺乏影像学责任病灶时）；排除非血管性病因；脑 CT 或 MRI 排除脑出血。

（二）鉴别诊断

1. 脑出血

脑梗死有时与小量脑出血的临床表现相似，但活动中起病，病情进展快，发病当时血压明显升高提示脑出血，CT 检查发现出血灶可明确诊断（表6-1）。

表6-1　脑梗死与脑出血的鉴别要点

项目	脑梗死	脑出血
发病年龄	多为 60 岁以上	多为 60 岁以下
起病状态	安静或睡眠中	动态起病（活动中或情绪激动）
起病速度	10 余小时或 1~2 日症状到高峰	10 分钟至数小时症状达到高峰
全脑症状	轻或无	头痛、呕吐、嗜睡等颅压高症状
意识障碍	无或较轻	多见且较重
神经体征	多为非均等性偏瘫（大脑中动脉主干或皮质支）	多为均等性偏瘫（基底核区）
CT 检查	脑实质内低密度病灶	脑实质内高密度病灶
脑脊液	无色透明	可有血性

2. 颅内占位性病变

颅内肿瘤、硬膜下血肿和脑脓肿可呈卒中样发病，出现偏瘫等局灶性体征，颅内压增高征象不明显时易与脑梗死混淆，须提高警惕，CT 或 MRI 检查有助确诊。

六、治疗

参考《中国缺血性脑卒中急性期诊疗指导规范 2017》的治疗建议，阐述如下。

（一）一般处理

1. 气道与呼吸功能维持

应维持氧饱和度 >94%。气道功能严重障碍者应给予气道支持（气管插管或切开）及辅助呼吸。

2. 心脏监测

应常规进行心电图检查，根据病情，有条件时进行持续心电监护24小时或以上，以便早期发现阵发性心房纤颤或严重心律失常等心脏病变；避免或慎用增加心脏负担的药物。

3. 体温控制

对体温升高的患者应寻找和处理发热原因，如存在感染应给予抗生素治疗。对体温 >38℃的患者应给予退热措施。

4. 血压管理

遵循我国现行指南。

（1）准备溶栓者，血压应控制在收缩压 <180mmHg、舒张压 <100mmHg。

（2）缺血性脑卒中后24小时内血压升高的患者应谨慎处理。应先处理紧张、焦虑、疼痛、恶心呕吐及颅内压增高等情况。血压持续升高，收缩压 ≥200mmHg 或舒张压≥110mmHg，或伴有严重心功能不全、主动脉夹层、高血压脑病的患者，可予降压治疗，并严密观察血压变化。可选用拉贝洛尔、尼卡地平等静脉药物，避免使用引起血压急剧下降的药物。

（3）脑卒中后若病情稳定，血压持续≥140/90mmHg，无禁忌证，可于起病数日后恢复使用发病前服用的降压药物或开始启动降压治疗。

（4）脑卒中后低血压的患者应积极寻找和处理原因，必要时可采用扩容升压措施。可静脉输注 0.9% 氯化钠溶液纠正低血容量，处理可能引起心排血量减少的心脏问题。

5. 血糖管理

（1）血糖超过 10mmol/L 时可给予胰岛素治疗。应加强血糖监测，血糖值可控制在7.7~10mmol/L。

（2）血糖低于 3.3mmol/L 时，可给予 10%~20% 葡萄糖口服或注射治疗，目标是达到正常血糖。

6. 营养支持

（1）建议对患者进行定期营养风险评估。

（2）有呛咳吞咽困难者，行饮水试验以评估吞咽功能。

（3）吞咽困难短期内不能恢复者可早期安置鼻胃管进食。

（二）专科处理

1. 溶栓

溶栓治疗是目前最重要的恢复血流措施，阿替普酶（rt - PA）和尿激酶是我国目前使用的主要溶栓药，现有指南推荐"时间就是大脑"的原则，在时间窗内开展溶栓治疗。

（1）静脉溶栓：包括应用阿替普酶和尿激酶。目前指南推荐阿替普酶静脉溶栓治疗前循环缺血性梗死的时间为发病后 4.5 小时内（≤4.5 小时），尿激酶为 6 小时内（≤6 小时）。有关椎基底动脉所致的脑梗死溶栓治疗的时间窗、安全性与有效性研究不多，遵循现行指南的基础上，根据患者具体情况个体化处理。

1）静脉溶栓的适应证：①18～80 岁。②临床诊断为急性缺血性脑卒中。③发病至静脉溶栓治疗开始时间 <6 小时。④脑 CT 等影像学排除颅内出血。⑤患者或家属签署知情同意书。

2）静脉溶栓的禁忌证：①有活动性出血或外伤骨折的证据，不能除外颅内出血。②神经功能障碍非常轻微或迅速改善。③发病时间无法明确，发病至静脉溶栓治疗开始的最大可能时间超过 6 小时。④神经功能缺损考虑癫痫发作所致。⑤既往有颅内出血、动静脉畸形或颅内动脉瘤手术史。⑥最近 3 个月内有颅内手术、头外伤或症状性缺血性脑卒中史；最近 21 日内有消化道、泌尿系等内脏器官出血史；最近 14 日内有外科手术史；最近 7 日内有腰椎穿刺或不易压迫止血部位的动脉穿刺史。⑦有明显出血倾向，血小板 $<100 \times 10^9/L$，APTT 高于正常值上限，INR > I.5。⑧血糖 <2.7mmol/L。⑨严重高血压未能很好控制，溶栓前收缩压 >180mmHg，或舒张压 >100mmHg；CT 已显示早期脑梗死低密度 >1/3 大脑中动脉梗死区。

3）溶栓并发症：主要危险是合并症状性脑出血且约 1/3 症状性脑出血是致死的。其他并发症包括梗死灶继发性出血或身体其他部位出血，再灌注损伤和脑水肿，溶栓后血管再闭塞。

（2）动脉溶栓：目前尚缺乏动脉溶栓治疗急性缺血性脑卒中有效性的循证研究结果，动脉溶栓可提高再通率和改善结局，但增加颅内出血发生率，并不减少死亡率。动脉溶栓越早，效果越好，应尽早实施治疗；动脉溶栓要求在有条件的医院进行。常用药物为尿激酶（UK）和阿替普酶，与静脉溶栓相比，可减少用药剂量，需在 DSA 监测下进行。适应证、禁忌证及并发症与静脉溶栓基本相同。

2. 血管内介入治疗

包括动脉溶栓、机械取栓、血管成形术和支架置入术。近年来国际大型临床研究证实血管内取栓治疗急性大动脉闭塞的有效性与安全性。国内外指南仍强调静脉溶栓的重要性，推荐静脉溶栓桥接血管内取栓治疗，血管内介入治疗需在有条件且围手术期并发症低的医院进行。

3. 抗血小板治疗

（1）不符合溶栓适应证且无禁忌证的缺血性脑卒中患者应在发病后尽早给予口服阿司匹林 150～300mg/d。急性期后可改为预防剂量（50～300mg/d）。

（2）发病在 24 小时内的轻型缺血性脑卒中患者（NIHSS 评分≤3 分）应尽早给予阿司匹林联合氯吡格雷治疗 21 日，但应严格观察出血风险。

（3）溶栓治疗者，阿司匹林等抗血小板药物应在溶栓 24 小时后开始使用。

（4）对不能耐受阿司匹林者，可考虑选用氯吡格雷等抗血小板治疗。

4. 抗凝治疗

主要包括普通肝素、低分子量肝素和华法林。一般不推荐急性期应用抗凝药来预防脑卒中复发、阻止病情恶化和改善预后。但对于合并高凝状态有形成深静脉血栓和肺栓塞的高危患者，可以使用预防性抗凝治疗。

5. 降纤治疗

对不适合溶栓并经过严格筛选的脑梗死患者，特别是高纤维蛋白血症者可选用降纤治疗，目前国内使用的降纤药物有降纤酶和巴曲酶，其他降纤制剂如蚓激酶、蕲蛇酶等临床也有应用，但有待研究。

6. 扩容治疗

对一般缺血性脑卒中患者，不推荐扩容；对于低血压或脑血流低灌注所致的急性脑梗死如分水岭梗死可考虑扩容治疗，但应注意可能加重脑水肿、心力衰竭等并发症，此类患者不推荐使用扩容治疗。

7. 扩张血管

对一般缺血性脑卒中患者，不推荐扩血管治疗。

8. 其他改善脑血循环的药物

近年我国开发的丁基苯酞和人尿激肽原酶是 I 类新药，其疗效还在临床评估中。

9. 神经保护

依达拉奉、胞磷胆碱、吡拉西坦等药物开展了随机临床研究，在临床实践中可根据具体情况个体化使用；缺血性脑卒中起病前已服用他汀类药物的患者，可继续使用他汀类药物治疗。

10. 其他疗法

高压氧和亚低温的疗效和安全性还需开展高质量的随机对照试验证实。

（三）急性期并发症处理

1. 脑水肿与颅内压增高

①避免和处理引起颅内压增高的因素。②建议对颅内压升高患者采用抬高头位的方式（通常抬高床头大于 30°），有利于改善脑静脉回流及颅内压升高。③可使用甘露醇和高张盐水静脉滴注减轻脑水肿，降低颅内压，必要时也可用甘油果糖、呋塞米或白蛋白等，需注意药物副作用。④如病情持续恶化，可选择去骨瓣减压术和（或）脑室引流术。

2. 梗死后出血（出血转化）

（1）症状性出血转化：停用抗栓（抗血小板、抗凝）治疗等致出血药物。对于口服抗凝药物（华法林）相关脑出血，静脉应用维生素 K、新鲜冻干血浆和（或）凝血酶原复合物；对普通肝素相关脑出血，推荐使用硫酸鱼精蛋白治疗；对溶栓药物相关脑出血，可选择输注凝血因子和血小板治疗。目前尚无有效药物治疗抗血小板相关的脑出血。

（2）梗死性出血后开始抗凝和抗血小板治疗的时间：对需要抗栓治疗的患者，可于症状性出血转化病情稳定后 10 日至数周后开始抗栓治疗，应权衡利弊；对于再发血栓风险相对较低或全身情况较差者，可用抗血小板药物代替华法林。

3. 癫痫

①不推荐预防性应用抗癫痫药物。②孤立发作 1 次或急性期痫性发作控制后，不建议长期使用抗癫痫药物。③脑卒中后 2～3 个月再发的癫痫，建议按癫

病常规治疗进行长期药物治疗。

4. 肺炎

①早期评估和处理吞咽困难和误吸问题，对意识障碍患者应特别注意预防肺炎。②疑有肺炎的发热患者应给予抗生素治疗，但不推荐预防性使用抗生素。

5. 排尿障碍与尿路感染

①建议对排尿障碍进行早期评估和康复治疗。②尿失禁者应尽量避免留置尿管，可定时使用便盆或便壶。③尿潴留者应测定膀胱残余尿，必要时可间歇性导尿或留置导尿。④有尿路感染者应给予抗生素治疗，但不推荐预防性使用抗生素。

6. 深静脉血栓形成和肺梗死

①鼓励患者尽早活动、抬高下肢；尽量避免下肢（尤其是瘫痪侧）静脉输液。②对于发生深静脉血栓及肺梗死高风险且无禁忌者，可给予低分子量肝素或普通肝素，有抗凝禁忌者给予阿司匹林治疗。③可联合加压治疗（长筒袜或交替式压迫装置）和药物预防深静脉血栓；如有抗栓禁忌的缺血性脑卒中患者，推荐单独应用加压治疗预防深静脉血栓和肺梗死。④对于无抗凝和溶栓禁忌的深静脉血栓或肺梗死患者，首先建议肝素抗凝治疗，症状无缓解的近端深静脉血栓或肺梗死患者可给予溶栓治疗。

七、中医中药

脑梗死、脑出血、蛛网膜下腔出血，皆被中医归结为中风，临床表现主要为猝然昏倒、不省人事，伴口眼㖞斜，半身不遂，语言不利，或不经昏仆而仅有㖞僻不遂。《金匮要略》首载"中风"之名，其曰："夫风之为病，当半身不遂，或臂不遂者，此为痹，脉微而数，中风使然。"

其病因主要包括内伤积损、饮食不节、情志所伤、气虚邪中。其病机虽较复杂，但归纳起来为虚（阴虚、气虚）、火（肝火、心火）、风（肝风、外风）、痰（风痰、湿痰）、气（气逆）、血（血瘀）六端。病性为本虚标实，上盛下虚。本虚为肝肾阴虚，气血衰少；标实为风火相煽，痰湿壅盛，气血逆乱。

其辨证分型主要分为中经络、中脏腑。中经络分为络脉空虚、风邪入中证和肝肾阴虚、风阳上扰证。络脉空虚、风邪入中证治以祛风、养血、通络之法，方选大秦艽汤加减。肝肾阴虚、风阳上扰证治以滋阴潜阳、息风通络，方选镇肝息风汤加减。中脏腑分为闭证和脱证。闭证又分为阳闭、阴闭。阳闭治以清肝息风、辛凉开窍，先灌服（或用鼻饲法）局方至宝丹或安宫牛黄丸以辛凉透窍；并用羚羊角汤加以清肝息风、育阴潜阳。阴闭证治以豁痰息风、辛温开窍，急用苏合香丸温开水化开灌服，（或用鼻饲法）以温开透窍，并用涤痰汤煎服。脱证需采用益气回阳、救阴固脱，立即服用大剂参附汤合生脉饮。

第二节　脑出血

脑出血（intracerebral hemorrhage，ICH）是指非外伤性脑实质内出血。脑出血在脑卒中各亚型中发病率仅次于缺血性脑卒中，居第 2 位。脑出血发病凶险，病情变化快，致死致残率高，3 个月内的死亡率为 20%～30%。较公认的分类为原发性脑出血和继发性脑出血，本章节将主要讲述原发性脑出血的诊断及治疗。

一、病因

（一）原发性脑出血

指无明确病因的脑出血，多数合并高血压，占所有脑出血的 80%～85%。

（二）继发性脑出血

一般有明确病因的脑出血，多由脑动静脉畸形、脑动脉瘤、使用抗凝药物、溶栓治疗、抗血小板治疗、凝血功能障碍、脑血管炎、硬脑膜动静脉瘘、烟雾病、静脉窦血栓形成等引起，占脑出血的 15%～20%。

二、发病机制

高血压脑出血主要由于脑内细小动脉在长期高血压作用下发生慢性病变破裂所致。长期高血压可使细小动脉发生玻璃样变性、纤维素样坏死，甚至形成微动脉瘤或夹层动脉瘤，在此基础上血压骤然升高时易导致血管破裂出血。豆纹动脉和旁正中动脉等深穿支动脉，自脑底部的动脉直角发出，承受压力较高的血流冲击，导致血管破裂出血。非高血压脑出血，由于其病因不同，故发病机制各异。

三、临床表现

（一）共同表现

脑出血常见于 50 岁以上患者，男性稍多于女性，寒冷季节发病率较高，多有高血压病史。多在情绪激动或活动中突然发病，发病后病情常于数分钟至数小时内达到高峰，少数也可在安静状态下发病。前驱症状一般不明显。

脑出血患者发病后多有血压明显升高。由于颅内压升高，常有头痛、呕吐和不同程度的意识障碍，如嗜睡或昏迷等。

（二）各型脑出血的临床表现

取决于出血量和出血部位。

1. 基底核区出血

（1）壳核出血：最常见，占脑出血病例的 50% ~ 60%，系豆纹动脉尤其是其外侧支破裂所致，可分为局限型（血肿仅局限于壳核内）和扩延型。常有病灶对侧偏瘫、偏身感觉缺失和同向性偏盲，还可出现双眼球向病灶对侧同向凝视不能，优势半球受累可有失语。

（2）丘脑出血：占脑出血病例的 10% ~ 15%，系丘脑膝状体动脉和丘脑穿通动脉破裂所致，可分局限型（血肿仅局限于丘脑）和扩延型。常有对侧偏瘫、偏身感觉障碍，通常感觉障碍重于运动障碍。深浅感觉均受累，而深感觉障碍更明显。可有特征性眼征，如上视不能或凝视鼻尖、眼球偏斜或分离性斜视、眼球会聚障碍和无反应性小瞳孔等。小量丘脑出血致丘脑中间腹侧核受累可出现运动性震颤和帕金森综合征样表现；累及丘脑底核或纹状体可呈偏身舞蹈一投掷样运动；优势侧丘脑出血可出现丘脑性失语、精神障碍、认知障碍和人格改变等。

（3）尾状核头出血：较少见，多由高血压动脉硬化和血管畸形破裂所致，一般出血量不大，多经侧脑室前角破入脑室。常有头痛、呕吐、颈项强直、精神症状，神经系统功能缺损症状并不多见，故临床酷似蛛网膜下腔出血。

2. 脑叶出血

占脑出血的 5% ~ 10%，常由脑动静脉畸形、血管淀粉样病变、血液病等所致。出血以顶叶最常见，其次为颞叶、枕叶、额叶，也有多发脑叶出血的病例。如额叶出血可有偏瘫、尿便障碍、Broca 失语、摸索和强握反射等；颞叶出血可有 Wernicke 失语、精神症状、对侧上象限盲、癫痫；枕叶出血也可有视野缺损；顶叶出血可有偏身感觉障碍、轻偏瘫、对侧下象限盲，非优势半球受累可有构象障碍。

3. 脑干出血

(1) 脑桥出血：约占脑出血的10%，多由基底动脉脑桥支破裂所致，出血灶多位于脑桥基底部与被盖部之间。大量出血（血肿 >5mL）累及双侧被盖部和基底部，常破入第四脑室，患者迅即出现昏迷、双侧针尖样瞳孔、呕吐咖啡样胃内容物、中枢性高热、中枢性呼吸障碍、眼球浮动、四肢瘫痪和去大脑强直发作等。小量出血可无意识障碍，表现为交叉性瘫痪和共济失调性偏瘫，两眼向病灶侧凝视麻痹或核间性眼肌麻痹。

(2) 中脑出血：少见，常有头痛、呕吐和意识障碍，轻症表现为一侧或双侧动眼神经不全麻痹、眼球不同轴、同侧肢体共济失调，也可表现为 Weber 或 Benedikt综合征；重症表现为深昏迷，四肢弛缓性瘫痪，可迅速死亡。

(3) 延髓出血：更为少见，临床表现为突然意识障碍，影响生命体征，如呼吸、心率、血压改变，继而死亡。轻症患者可表现不典型的 Wallenberg 综合征。

4. 小脑出血

约占脑出血的10%，多由小脑上动脉分支破裂所致。常有头痛、呕吐、眩晕和共济失调明显，起病突然，可伴有枕部疼痛。出血量较少者，主要表现为小脑受损症状，如患侧共济失调、眼震和小脑语言等，多无瘫痪；出血量较多者，尤其是小脑蚓部出血，病情迅速进展，发病时或病后 12～24 小时内出现昏迷及脑干受压征象，双侧瞳孔缩小至针尖样、呼吸不规则等。暴发型则常突然昏迷，在数小时内迅速死亡。

5. 脑室出血

占脑出血的3%～5%，分为原发性和继发性脑室出血。原发性脑室出血多由脉络丛血管或室管膜下动脉破裂出血所致，继发性脑室出血是指脑实质出血破入脑室。常有头痛、呕吐，严重者出现意识障碍如深昏迷、脑膜刺激征、针尖样瞳孔、眼球分离斜视或浮动、四肢弛缓性瘫痪及去脑强直发作、高热、呼吸不规则、脉搏和血压不稳定等症状。临床上易误诊为蛛网膜下腔出血。

四、辅助检查

（一）实验室检查

监测患者血常规、尿常规、血糖、肝肾功能、凝血功能、电解质等，有助于了解患者全身状态。部分患者还可以选择毒理学筛查、动脉血气分析等检查。

（二）特殊检查

1. 脑部检查

反映出血的部位、出血量、波及范围及血肿周围脑组织情况。

（1）CT扫描：使用广泛，脑出血在CT上表现为高密度影，是诊断脑卒中首选的影像学检查方法。可根据多田共识粗略计算血肿体积：血肿体积（mL）$= \pi/6 \times L \times S \times slice$，式中L为血肿的长轴，S为短轴，slice为所含血肿层面的厚度（cm）；也可用相关软件精确计算。

（2）MRI扫描：脑出血在MRI上的表现较复杂，根据血肿的时间长短而有所不同，但是在发现慢性出血及脑血管畸形方面优于CT。

（3）多模式MRI扫描：其中磁敏感加权成像（SWI）对早期脑出血及微出血较敏感。

2. 脑血管检查

了解脑出血病因和排除继发性脑出血，指导制订治疗方案。

（1）CTA、MRA、CTV、MRV：可用于筛查可能存在的脑血管畸形、动脉瘤、动静脉瘘等继发性脑出血，但阴性结果不能完全排除继发病变的存在。

（2）全脑血管造影（DSA）：仍是脑血管病变检查的重要方法和"金指标"。

五、诊断和鉴别诊断

（一）诊断

根据突然发病、剧烈头痛、呕吐、出现神经功能障碍等临床症状体征，结合CT等影像学检查，脑出血一般不难诊断。但原发性脑出血，特别是高血压脑出血的诊断并无金标准，一定要排除各种继发性脑出血疾病，避免误诊，做出最后诊断需达到以下全部标准。

1. 有确切的高血压病史。

2. 典型的出血部位

包括基底节区、脑室、丘脑、脑干、小脑半球。

3. DSA 或 CTA 或 MRA 排除继发性脑血管病。

4. 早期（72 小时内）或晚期（血肿消失 3 周后）增强 MRI 检查排除脑肿瘤或海绵状血管畸形（CM）等疾病。

5. 排除各种凝血功能障碍性疾病。

（二）鉴别诊断

首先与其他类型的脑血管疾病，如急性脑梗死、蛛网膜下腔出血鉴别。其次注意与引起昏迷的全身性疾病如中毒及代谢性疾病鉴别。再次对有头部外伤史患者与外伤性颅内血肿相鉴别。

六、治疗

（一）内科治疗

脑出血患者在发病的最初数日内病情往往不稳定，应常规持续生命体征监测（包括血压监测、心电监测、氧饱和度监测）和定时神经系统评估，密切观察病情及血肿变化，定时复查头部 CT，尤其是发病 3 小时内行首次头部 CT 患者，应于发病后 8 小时、最迟 24 小时内再次复查头部 CT。

脑出血治疗的首要原则是保持安静，稳定血压，防止继续出血；根据情况，适当降低颅内压，防治脑水肿，维持水、电解质、血糖、体温平衡；同时加强呼吸道管理及护理，预防及防止各种颅内及全身并发症。

1. 控制血压

急性脑出血患者常伴有明显血压升高，且血压升高的幅度通常超过缺血性脑卒中患者，这增加了脑出血患者残疾、死亡等风险。研究显示将收缩压控制在 140mmHg 以下可以降低血肿扩大的发生率而不增加不良反应事件，但对 3 个月的病死率和致残率没有明显改善，但也要避免长期严重高血压患者血压下降过快，降低可能产生的脑血流下降。如因 Cushing 反应或中枢性原因引起的异常血压升高，则要针对病因进行治疗，不宜单纯盲目降压。

（1）常用静脉降压药物：尼卡地平、乌拉地尔、硝酸甘油等。

（2）常用口服降压药物：长效钙通道阻滞剂、血管紧张素Ⅱ受体阻滞剂、β$_1$-肾上腺素能受体阻滞剂等。

2. 降低颅内压、控制脑水肿

（1）抬高床头约30°，头位于中线上，以增加颈静脉回流，降低颅内压。

（2）对需要气管插管或其他类似操作的患者，需要静脉应用镇静剂。镇静剂应逐渐加量，尽可能减少疼痛或躁动引起的颅内压升高。常用的镇静药物有丙泊酚（二异丙酚）、依托咪酯、咪达唑仑等，镇痛药有吗啡、阿芬太尼等。

（3）药物治疗：若患者具有颅内压增高的临床或影像学表现和（或）实测ICP＞20mmHg，可应用脱水剂，如20%甘露醇［1～3g/（kg·d）］、甘油果糖、高渗盐水、白蛋白、利尿剂等，应用上述药物均应监测肾功能、电解质，维持内环境稳定；必要时可行颅内压监护。

3. 血糖管理

无论既往是否有糖尿病，入院时的高血糖均预示脑出血患者的死亡和转归不良风险增高。然而，低血糖可导致脑缺血性损伤及脑水肿，故也需及时纠正。因此，应监测血糖，控制血糖在正常范围内。

4. 止血药

出血8小时内可以适当应用止血药预防血肿扩大，使用一般不超过48小时。对于凝血功能正常的患者，一般不建议常规使用止血药。

5. 抗血管痉挛治疗

对于合并蛛网膜下腔出血的患者，可以使用钙通道阻滞剂（尼莫地平）。

6. 激素治疗

尚有争议。高血压脑出血患者激素治疗无明显益处，而出现并发症的风险增加（如感染、消化道出血和高血糖等）。如果影像学表现有明显水肿亦可考虑短期激素治疗，可选用甲泼尼龙、地塞米松或氢化可的松。

7. 呼吸道管理

若意识障碍程度重，排痰不良或肺部感染者可考虑气管插管或尽早气管切开，排痰防治肺部感染。怀疑肺部感染患者，应早期做痰培养及药敏实验，选用有效抗生素治疗。

8. 神经保护剂

脑出血后是否使用神经保护剂尚存在争议。有临床报道显示神经保护剂是安全、可耐受的，对临床预后有改善作用。

9. 体温控制

一般控制体温在正常范围，尚无确切的证据支持低温治疗。

10. 预防应激性溃疡

脑出血早期可使用质子泵抑制剂预防应激性溃疡。

11. 维持水和电解质平衡

定期检查血生化，监测及纠正电解质紊乱。

12. 抗癫痫治疗

若出现临床痫性发作应进行抗癫痫药物治疗。无发作者是否用药预防癫痫尚无定论，不少外科医师主张对幕上较大血肿或幕上手术后患者进行预防癫痫治疗。

13. 下肢深静脉血栓和肺栓塞的预防

脑出血患者发生深静脉血栓的形成和肺梗死的风险较高，应鼓励患者尽早活动、腿抬高；尽可能避免穿刺下肢静脉输液，特别是瘫痪侧肢体；可联合使用弹力袜和间歇性空气压缩装置预防下肢静脉血栓及相关栓塞事件。

（二）外科治疗

外科治疗脑出血在国际上尚无公认的结论，我国目前外科治疗的主要目标在于及时清除血肿、解除脑压迫、缓解严重颅内高压及脑疝、挽救患者生命，并尽可能降低由血肿压迫导致的继发性脑损伤和残废。

一般认为手术宜早期（发病6~24小时内）进行。以下情况考虑手术治疗：①基底核区中等量以上出血（壳核出血≥30mL，丘脑出血≥15mL）。②小脑出血≥10mL或直径≥3cm，或合并明显脑积水。③重症脑室出血。④合并脑血管畸形、动脉瘤等血管病变。

第七章

内分泌系统急症

第一节　甲状腺功能亢进危象

甲状腺功能亢进危象简称为甲亢危象，是一种甲状腺功能亢进症状恶化的致命性并发症。

一、病因与发病机制

甲状腺功能亢进危象通常发生于未经治疗或虽经治疗但病情未控制的情况下，因某种诱因而使病情加重，而进入危象状态。常见的诱因有：

1. 外科手术

特别是术前甲状腺功能亢进控制不理想而行甲状腺大部分切除的甲状腺功能亢进患者。

2. 感染

是重要的诱因，多为急性感染，尤其是上呼吸道感染。

3. 各种应激

如过度劳累、精神刺激、手术和麻醉、心血管疾病、各种代谢紊乱等。

4. 突然停用抗甲状腺药物，特别是疾病的初期。

5. 放射性^{131}I 治疗，少数患者可发生甲状腺功能亢进危象，因^{131}I 破坏甲状腺组织后，大量甲状腺素释放之故。

甲状腺功能亢进危象的发病机制尚未完全阐明，目前认为是综合性的，与下列因素有关：单位时间内甲状腺激素分泌过多，肾上腺皮质功能减退及儿茶酚胺敏感性增高。

二、临床表现与诊断

（一）临床表现

1. 全身症状

高热是甲状腺功能亢进危象的重要症状，体温常达 39~41℃，大汗淋漓，皮肤潮红，部分患者继而汗闭，苍白，脱水，血压可突然降至休克水平。

2. 心血管症状

心动过速，心率在 140~240 次/分。心率超过 140 次/分，往往是危象的早期表现。心律失常很常见，包括期外收缩、心房纤颤、心房扑动、房室传导阻滞及阵发性心动过速等，可并发急性肺水肿或心力衰竭。

3. 消化系统症状

早期表现为厌食、恶心，可发展为大量呕吐、腹泻而致严重脱水，有部分患者可伴发黄疸、肝功能障碍，甚至腹痛，类似急腹症。

4. 精神神经症状

极度焦虑不安，定向力丧失，严重者可出现谵妄、昏迷。有的患者则表现为表情淡漠、嗜睡，称为淡漠型危象（apathetic crisis），其机制尚不清楚。

（二）辅助检查

1. 血循环中甲状腺激素浓度测定

（1）大多数患者血清总甲状腺素（TT_4）、总三碘甲状腺原氨酸（TT_3）升高，个别患者可在正常范围内。但由于 TT_4、TT_3 与甲状腺结合球蛋白（TBG）结合，影响 TBG 的因素有妊娠、服用雌激素、肝病、肾病、低蛋白血症、使用肾上腺糖皮质激素等，存在上述情况时不能真正反映甲状腺功能。

（2）血清游离 T_4（FT_4）、游离 T_3（FT_3），因甲状腺功能亢进危象时 T_4、T_3 与 TBG 和前白蛋白的结合降低，故 FT_4、FT_3 明显升高，由于 FT_4、FT_3 是具有生物活性的甲状腺激素，故可精确地反映甲状腺的功能。FT_4 和 FT_3 水平不受 TBG 的影响，较 TT_4、TT_3 测定能更准确地反映甲状腺的功能状态。但是在不存在 TBG 影响因素情况下，仍然推荐测定 TT_3、TT_4。因为 TT_3、TT_4 指标稳定，可重复性好。

2. 其他检查

血象检查发现白细胞总数往往升高，可能与感染有关。但也有伴发感染的患者而白细胞总数仍正常。部分患者可有血糖、尿素氮、转氨酶升高。

（三）诊断标准

目前甲状腺功能亢进危象尚无统一诊断标准。现介绍国外学者 Burch 和 Wartofsky 制订的甲状腺功能亢进危象计分法（表 7 - 1），可协助诊断。

表 7 - 1　甲状腺功能亢进危象诊断标准（计分法）

临床表现	计分	临床表现	计分
体温调节功能失常		血管功能失常	
体温（℃）		心率（次/分）	
37.2 ~ 37.7	5	心动过速	
37.8 ~ 38.3	10	90 ~ 109	5
38.4 ~ 38.8	15	110 ~ 119	10
38.9 ~ 39.4	20	120 ~ 129	15
39.5 ~ 39.9	25	130 ~ 139	20
≥40	30	≥140	5
中枢神经系统表现		心力衰竭	
焦躁不安		足部水肿	5
谵妄、精神症状、昏睡	20	肺底水泡音	10
癫痫或昏迷	30	肺水肿	15
胃肠、肝功能失常		心房纤颤	10
腹泻、恶心、呕吐、腹痛	10	有诱发病史	10
黄疸	20		

注：累计计分≥45 分，高度提示甲状腺功能亢进危象；25 ~ 44 分示危象前期；< 25 分排除甲状腺功能亢进危象。

值得注意的是，临床上一般多根据病史、症状及体征诊断。由于病情危急，不可能也无必要依靠实验室的结果诊断，临床上如有甲状腺功能亢进症状加重，伴发热、显著的心动过速、精神神经症状和明显胃肠功能紊乱即可诊断。因甲状腺功能亢进危象常伴有高热，因而要区别甲状腺功能亢进伴有感染或感染仅是危象的诱因。老年患者很多甲状腺功能亢进症状可缺如，应警惕淡漠型甲状腺功能亢进危象。

三、治疗

（一）降低循环中甲状腺激素的水平

1. 抑制甲状腺激素的合成和分泌

抗甲状腺药物抑制甲状腺激素的合成，但需待甲状腺内贮存的甲状腺激素耗尽方能起作用，常用抗甲状腺药物有丙基硫氧嘧啶（PTU）和甲巯咪唑（MMI）。由于PTU吸收快，而且能抑制外周T_4转化为T_3，故较其他药物为佳。采用大剂量治疗，如丙基硫氧嘧啶首剂600mg口服或经胃管注入，继之200mg，每8小时1次；或甲巯咪唑首剂60mg口服，继之20mg，每8小时1次，能1小时内阻断有机碘合成甲状腺激素。维持量为丙基硫氧嘧啶300~600mg/d，甲巯咪唑30~60mg/d，分3~4次口服。

注意抗甲状腺药物治疗甲状腺功能亢进时一般情况下治疗方法为：甲巯咪唑30~45mg/d或丙基硫氧嘧啶300~450mg/d，分3次口服，甲巯咪唑半衰期长，可以每天单次服用。当症状消失，血中甲状腺激素水平接近正常后逐渐减量。由于T_4的血浆半衰期7天，加之甲状腺内贮存的甲状腺激素释放约需要两周时间，所以抗甲状腺药物开始发挥作用多在4周以后。减量时每2~4周减药1次，每次甲巯咪唑减量5~10mg（丙基硫氧嘧啶50~100mg），减至最低有效剂量时维持治疗，甲巯咪唑为5~10mg/d（丙基硫氧嘧啶50~100mg/d），总疗程一般为1~1.5年。起始剂量、减量速度、维持剂量和总疗程均有个体差异，需要根据临床实际掌握。治疗中应当监测甲状腺激素的水平；但是不能用促甲状腺素（TSH）作为治疗目标。

抗甲状腺药物的副作用是皮疹、皮肤瘙痒、白细胞减少症、粒细胞减少症、中毒性肝病和血管炎等。甲巯咪唑的副作用是剂量依赖性的；丙基硫氧嘧啶的副作用则是非剂量依赖性的。两药交叉反应发生率50%。发生白细胞减少（$<4.0\times10^9$/L），但中性粒细胞$>1.5\times10^9$/L，通常不需要停药，减少抗甲状腺药物剂量，加用一般升白细胞药物，如维生素B_4、鲨肝醇等。注意甲状腺功能亢进在病情还未被控制时也可以引起白细胞减少，所以应当在用药前常规检查白细胞数目作为对照。皮疹和瘙痒的发生率为10%，用抗组胺药物多可纠正；如皮疹严重应停药，以免发生剥脱性皮炎。出现关节疼痛者应当停药，否则会发展为"抗甲状腺药物关节炎综合征"，即严重的一过性游走性多关节炎。

粒细胞缺乏症（外周血中性粒细胞绝对计数 $<0.5\times10^9/L$）是抗甲状腺药物的严重并发症。服用甲巯咪唑和丙基硫氧嘧啶发生的概率相等，在0.3%左右。老年患者发生本症的危险性增加。

多数病例发生在抗甲状腺药物最初治疗的2~3个月或再次用药的1~2个月内，但也可发生在服药的任何时间。患者的主要临床表现是发热、咽痛、全身不适等，严重者出现败血症，病死率较高。故治疗中出现发热、咽痛均要立即检查白细胞，以及时发现粒细胞缺乏的发生。建议在治疗中定期检查白细胞，若中性粒细胞 $<1.5\times10^9/L$ 应当立即停药。粒细胞集落刺激因子 G - CSD 可以促进骨髓恢复，但是对骨髓造血功能损伤严重的病例效果不佳。在一些情况下，肾上腺糖皮质激素在粒细胞缺乏症时也可以使用。丙基硫氧嘧啶和甲巯咪唑均可以引起本症，二者有交叉反应。所以其中一种药物引起本症，不要换用另外一种药物继续治疗。

中毒性肝病的发生率为0.1%~0.2%。多在用药后3周发生。表现为变态反应性肝炎。转氨酶显著上升，肝脏穿刺可见片状肝细胞坏死，病死率高达25%~30%。丙基硫氧嘧啶引起的中毒性肝病与其引起的转氨酶升高很难鉴别。丙基硫氧嘧啶可以引起20%~30%的患者转氨酶升高，升高幅度为正常值的1.1~1.6倍。另外甲状腺功能亢进本身也有转氨酶增高，在用药前应检查基础肝功能，以区别是否是药物的副作用。还有一种罕见的甲巯咪唑导致的胆汁淤积性肝病，肝脏活体检查肝细胞结构存在，小胆管内可见胆汁淤积，外周有轻度炎症；停药后本症可以完全恢复。

血管炎的副作用罕见。由丙基硫氧嘧啶引起的多于甲巯咪唑。血清学检查符合药物性狼疮。抗中性粒细胞胞浆抗体（ANCA）阳性的血管炎主要发生在亚洲患者，与服用丙基硫氧嘧啶有关。这些患者大多数存在抗髓过氧化物酶 - ANCA（antimyeloperoxidase - ANCA）。这种抗体与髓过氧化物酶结合，形成反应性中间体，促进了自身免疫炎症。ANCA 阳性的血管炎多见于中年女性，临床表现为急性肾功能异常、关节炎、皮肤溃疡、血管炎性皮疹、鼻窦炎、咯血等。停药后多数病例可以恢复；少数严重病例需要大剂量肾上腺糖皮质激素、环磷酰胺或血液透析治疗。近年来的临床观察发现，丙基硫氧嘧啶可诱发33% Graves患者产生ANCA。正常人群和未治疗的Graves病患者4%～5% ANCA阳性。多数患者无血管炎的临床表现。故有条件者在使用丙基硫氧嘧啶治疗前应检查ANCA，对长期使用丙基硫氧嘧啶治疗者定期监测尿常规和ANCA。

2. 抑制甲状腺激素的释放

碘剂的主要作用是抑制甲状腺激素从甲状腺释放。从理论上讲应在抗甲状腺药物开始应用1小时后使用碘剂，这样不至于使所用的碘参与新的甲状腺激素合成，但临床实践发现碘化物迅速地抑制甲状腺激素释放比硫脲类药物缓慢抑制甲状腺激素的合成在抢救甲状腺功能亢进危象中更重要，故现主张两类药物同时使用。过去碘剂的用量较大，如复方碘溶液（Lugol液，卢戈液）30～45滴口服，每4～6小时1次，或碘化钠1～2g静脉滴注。近来有人提出每日用复方碘溶液16滴口服或碘化钠100～200mg静脉滴注是足够的，因该剂量能对甲状腺激素向血中释放产生最大的抑制效应。2007年《中国甲状腺疾病诊治指南》中对甲状腺功能亢进危象碘剂的应用为：使用抗甲状腺药物1小时后使用碘剂，复方碘溶液5滴，每6小时1次，或碘化钠1.0g，溶于500mL液体中静脉滴注，第一个24小时可用1～3g。碘剂对术前已口服碘剂的外科甲状腺大部分切除手术后的危象无疗效，因已出现碘脱逸现象。此外，亦有报道采用造影剂胺碘苯甲酸（ipodate）更有效，因含有高浓度碘（617mg碘/1g），更能阻滞甲状腺激素的释放。胺碘苯甲酸剂量为1～3g/d，口服。

（二）降低周围组织对甲状腺激素——儿茶酚胺的反应

1. β肾上腺素能受体阻滞剂

甲状腺激素可以增加肾上腺能受体的敏感性。β肾上腺素能受体阻滞剂具有以下作用：①从受体部位阻断儿茶酚胺的作用，减轻甲状腺毒症的症状；在抗甲状腺作用完全发挥以前控制甲状腺毒症的症状。②具有抑制外周组织T_4转换为T_3的作用。③还可以通过独立的机制（非肾上腺能受体途径）阻断甲状腺激素对心肌的直接作用。目前使用最广泛的β受体阻断剂是普萘洛尔，作用迅速，对危象效果佳，为首选药物，通常20～40mg，每6小时服1次，或2.5～5.0mg静脉推注，最大剂量为10mg，但应有心电监护。对伴有心力衰竭、Ⅱ度以上房室传导阻滞、心房扑动、支气管哮喘者应慎用或禁用。这时可选用胍乙啶或利血平。若患者患有哮喘，则选用美托洛尔 100～400mg 口服或阿替洛尔 50～100mg 口服。

2. 胍乙啶

可使组织贮存儿茶酚胺消耗，且可阻滞节后肾上腺素能神经释放儿茶酚胺。按 1～2mg/kg 用药，有直立性低血压的副作用。

3. 利血平

可使组织贮存的儿茶酚胺消耗。通常 1～2.5mg 肌内注射或口服，每 24 小时可用 4～6 次，对休克或虚脱患者禁忌。

（三）降低应激

肾上腺糖皮质激素可减轻危象对机体的应激作用，对可能存在的肾上腺皮质功能不足达到替代治疗作用，并有降低甲状腺激素的分泌和抑制 T_4 转为 T_3 的作用。高热、低血压者更宜使用。可应用地塞米松 2～5mg，每 6～8 小时静脉滴注 1 次，或氢化可的松 50～10mg，每 6～8 小时静脉滴注 1 次，病情好转逐渐减量至停药。

（四）消除血循环中的甲状腺激素

血浆除去法、血液交换及血液透析均曾用作直接移除循环中甲状腺激素的措施。由于甲状腺激素紧密地与血浆蛋白结合，以血浆除去法效果较好。在上述常规治疗效果不满意时，可选用腹膜透析、血液透析或血浆置换等措施迅速降低血浆甲状腺激素浓度。

（五）对症治疗

1. 热量及营养的供应

应高热量、高蛋白饮食，应补充足量 B 族维生素及维生素 C。

2. 补液

患者有不同程度的失水，每日应给液体 3 000～6 000mL。

3. 控制感染

甲状腺功能亢进危象常并发感染，或因感染而诱发危象，故应早期使用抗生素。

4. 降温

高热患者必须采用物理或药物降温，必要时可用人工冬眠。退热药可用醋氨酚（退热净）630mg 口服，必要时每 4～6 小时 1 次。禁用阿司匹林类解热药，因阿司匹林能与 TBG 结合，使游离 T_3、T_4 增高。

5. 吸氧

因代谢亢进，对氧的需要大，故供氧十分重要。

第二节 肾上腺危象

肾上腺危象（adrenal crisis）亦称急性肾上腺皮质功能减退症（acute adrenocortical hypofunction）或艾迪生危象（Addisonian crisis），是由于肾上腺皮质功能急性衰竭，皮质醇和醛固酮绝对或相对分泌不足引起的以体循环衰竭为主要表现的临床综合征，是临床急诊抢救时经常遇到的一种内分泌危象。其病情凶险、死亡率高，临床上缺乏特异性表现，容易误诊或漏诊。

一、病因与诱因

由于肾上腺皮质严重破坏致肾上腺皮质激素绝对不足，或慢性肾上腺皮质功能减低，患者在某种应激情况下肾上腺皮质激素相对不足所致。

1. 原发性肾上腺皮质急性破坏

是导致肾上腺危象的常见原因。临床引起肾上腺急性破坏的病因有：①严重感染败血症合并全身和双侧肾上腺出血，如流行性脑脊髓膜炎合并的 Waterhouse – Friderichsen 综合征（华 – 弗综合征）。②全身性出血性疾病如血小板减少性紫癜、DIC、白血病等，以及抗凝药物治疗引起的肾上腺出血。③癌瘤的肾上腺转移破坏。④外伤引起肾上腺出血或双侧肾上腺静脉血栓形成。

2. 诱发因素

有原发性和继发性慢性肾上腺皮质功能不全的患者，下列情况可诱发肾上腺危象：①感染、劳累、外伤、手术、分娩、呕吐、腹泻和饥饿等应激情况。②长期激素替代治疗患者突然减停激素。③垂体功能减低如希恩综合征，在未补充激素情况下给予甲状腺素或胰岛素时也能诱发肾上腺危象。

二、发病机制

正常人在应激情况下皮质醇分泌较基础水平增加 10 倍，但慢性肾上腺皮质功能减低、肾上腺皮质破坏的患者则不能相应地增加，导致肾上腺皮质激素严重不足。皮质激素不足引起肾小管 Na^+ 重吸收障碍，大量失钠伴失水使血容量急剧减少，血压下降，休克，导致肾上腺危象的发生。糖皮质激素不足还使糖原异生减弱导致低血糖。

三、临床表现

肾上腺危象可因皮质激素绝对分泌不足或严重应激而骤然发病（急性型）；也可以呈亚急性型，主要是由于部分皮质激素分泌不足或轻型应激所造成，临床上发病相对缓慢，但疾病晚期也表现为严重的急性型。发生危象时，既有共同的临床表现，也可因原发病不同而表现出各自的特点。

1. 肾上腺危象的共同表现

肾上腺危象时，多同时有糖皮质激素及盐皮质激素缺乏所致的共同症状。典型表现。

（1）循环系统：在原有血压偏低、心音低钝的基础上，突发脉搏细弱、心率加快、血压下降甚至休克。

（2）消化系统：食欲不振、厌食、恶心、呕吐，腹痛、腹泻、腹胀。部分患者的消化道症状特别明显，出现严重腹痛、腹肌紧张、反跳痛，酷似外科急腹痛。

（3）神经系统：软弱无力、萎靡嗜睡、意识障碍和昏迷。发生低血糖者常有出汗、震颤、视力模糊、复视，严重者精神失常、抽搐。

（4）泌尿系统：合并肾功能减退时，出现少尿或无尿，血肌酐、尿素氮增高。

（5）全身症状：极度乏力，严重脱水，绝大多数有高热，或出现低体温。

2. 不同病因/诱因所致肾上腺危象的特征性表现

（1）手术所致肾上腺危象：多在术后即刻发生，因失盐、失水有一个过程，常常在 48 小时后症状明显。

（2）难产分娩：若有肾上腺出血也常在分娩后数小时至 1～2 天内发生危象。

（3）DIC 所致：常有严重的感染、休克、出血倾向、缺氧、发绀及多器官栓塞等表现，凝血机制检查有异常发现。

（4）华－弗综合征：多有高热、头痛、呕吐、颈强、意识障碍，血压下降或休克，皮肤广泛出血点或大片瘀斑等症状和体征。

（5）慢性肾上腺皮质功能减退症：常有明显色素沉着、消瘦、低血压、反复昏厥发作等病史。

（6）长期应用肾上腺皮质激素：有向心性肥胖、多血质、高血压、肌肉消瘦、皮肤菲薄等表现。

四、辅助检查

1. 实验室检查

特点是"三低"（低血糖、低血钠、低皮质醇）、"两高"（高血钾、高尿素氮）和外周血嗜酸性粒细胞增高。

（1）血常规检查：白细胞计数多数正常，嗜酸性粒细胞可升高达 $0.3 \times 10^9/L$。

（2）生化检查：血钠低、血氯低，血清钾和尿素氮偏高，血 $Na^+/K^+ < 30$；空腹血糖低，口服葡萄糖耐量出现低平曲线。

（3）激素测定：是肾上腺皮质功能低下或肾上腺危象最有特异性诊断意义的指标，典型患者常有如下改变①血皮质醇降低。②24 小时尿皮质醇及 17－羟皮质类固醇下降。

2. 腹部 X 线片及肾上腺 CT

某些 Addison 病患者腹部 X 线片及肾上腺 CT 可发现肾上腺区钙化，或因结核、真菌感染，出血、肿瘤转移等引起的双侧肾上腺增大。

五、诊断与鉴别诊断

1. 诊断

肾上腺危象如发生在原已诊断慢性肾上腺皮质功能减退的基础上，一般诊断不难；对尚未明确诊断的患者，发生危象时诊断较为困难，易发生漏诊或误诊。在临床急诊工作中，若患者有导致肾上腺危象的原因和诱因，又出现下列情况之一时就应考虑到肾上腺危象的可能：①不能解释的频繁呕吐、腹泻或腹痛。②发热、白细胞增高，但用抗生素治疗无效。③顽固性低血压、休克。④顽固性低血钠（血 $Na^+/K^+ < 30$）。⑤反复低血糖发作。⑥不能解释的神经精神症状。⑦精神萎靡、明显乏力、虚脱或衰弱与病情不成比例，且出现迅速加深的皮肤色素沉着。

简而言之，凡有慢性肾上腺皮质功能减退、皮质醇合成不足的患者，一旦遇有感染、外伤或手术等应激情况时，出现明显的消化道症状、神志改变和循环衰竭即可初步诊断为肾上腺危象；如血、尿皮质醇或尿 17 - 羟皮质类固醇降低即可确诊。

2. 鉴别诊断

（1）与其他病因引起的昏迷鉴别：由于大多数肾上腺危象患者表现有恶心、呕吐、脱水、低血压、休克、意识障碍和昏迷，必须与其他病因的昏迷鉴别，如糖尿病酮症酸中毒昏迷、高渗性昏迷、急性中毒及急性脑卒中等，此类患者血糖高或正常，嗜酸性粒细胞数不增加，而本症表现为血糖和皮质醇低、嗜酸性粒细胞增加等可助鉴别。

（2）与急腹痛鉴别：由急性双侧肾上腺出血和破坏引起的肾上腺危象患者，半数以上有腹痛、肌紧张并伴有恶心、呕吐、血压低和休克，因此必须和内、外科急腹痛，如胃肠穿孔、急性胆囊炎、急性重症胰腺炎、肠梗阻等鉴别。若患者同时有血 K^+ 高、嗜酸性粒细胞增高和血、尿皮质醇减低，则提示有肾上腺危象的可能。

六、治疗

治疗原则：立即补充肾上腺皮质激素，纠正水和电解质紊乱、抗休克，去除诱因与病因，对症支持治疗。

开始治疗前，首先要取血做相应的检查（血电解质、血糖、BUN、皮质醇等），然后立即给予静脉补液治疗。主要措施如下：

1. 补充糖皮质激素

立即静脉补充氢化可的松 100mg，然后每 6 小时给予 100mg，在第一个 24 小时总量 400mg。若病情改善则第二天改为每 6 小时给予 50mg。当患者一般状态改善、血压稳定后，可按每日 20% ~30% 的速度逐渐减量。但应强调：如患者的诱因和应激状态未消除，则不能减量过快。当病情稳定能进食后，糖皮质激素改为口服，并逐渐减至维持量（醋酸可的松 25~75mg/d）。

2. 纠正水和电解质紊乱

补液量应根据失水程度、呕吐等情况而定，一般第一日需补 2 500 ~ 3 000mL 以上，以 5% 葡萄糖盐水为主，有显著低血糖时另加 10% ~50% 葡萄糖液，以后根据血压、尿量等调整入量。补液时需注意电解质平衡，若治疗前有高钾血症，当脱水和休克纠正，尿量增多，补充糖皮质激素和葡萄糖后，一般都能降至正常；若起始血清钾大于 6.5mmol/L 或同时心电图有高血钾引起的心律失常，则常需给予碳酸氢钠。呕吐、腹泻严重者，经大量补葡萄糖液和皮质激素后应密切注意补钾。

3. 抗休克

经补液及激素治疗仍不能纠正循环衰竭时，应及早给予血管活性药物。

4. 去除诱因与病因

原发病与抗感染治疗等，体温升高者，应予降温治疗。

5. 对症治疗

给氧、使用镇静剂，但禁用吗啡、巴比妥类药物。给予肝素防治 DIC。

第三节　糖尿病酮症酸中毒

一、概述

糖尿病酮症酸中毒（diabetic ketoacidosis 简称 DKA）是糖尿病的常见急性并发症，其定义是指糖尿病患者在各种诱因的作用下，胰岛素绝对或相对缺乏，升血糖激素不适当升高，造成体内酮体生成过多和酸中毒。糖尿病患者尿中出现酮体或血酮超过正常即为酮症。在此基础上出现消化道症状即为酮中毒。如进展到血 pH 下降，有酸中毒，即为糖尿病酮症酸中毒。

糖尿病酮症酸中毒仍是年轻的 1 型糖尿病患者的主要死亡原因，其病死率在不同国家不同医院相差甚远。

二、发病诱因

任何加重胰岛素绝对或相对不足的因素，均可成为糖尿病酮症酸中毒的发病诱因。其中感染是导致糖尿病酮症酸中毒的最常见的诱因，以呼吸道、泌尿道、消化道、皮肤的感染最为常见。此外，药物治疗不当，尤其是胰岛素的使用不当，突然减量或随意停用或胰岛素失效而导致糖尿病酮症酸中毒者。另外饮食失控及胃肠道疾病，如饮食过量或不足，摄入过多高糖、高脂肪食物，呕吐及腹泻等均可加重代谢紊乱，甚至导致酮症酸中毒。还有精神创伤、过度激动或劳累，应激、外伤、手术、麻醉、妊娠、中风、心肌梗死、甲状腺功能亢进等亦可引起糖尿病酮症酸中毒。据统计，尚有 10% ～30% 的患者以酮症酸中毒的形式突然发病，原因不明。

三、病理生理

糖尿病酮症酸中毒发病机制较为复杂，近年来国内外大多数从激素异常和代谢紊乱两个方面进行描述，认为糖尿病酮症酸中毒的发生原因是双激素异常，即胰岛素分泌相对或绝对不足，高血糖不能刺激胰岛素的进一步分泌。另一方面是对抗胰岛素的升血糖激素分泌过多，造成血糖的进一步升高，并出现酮症或者酮症酸中毒。升血糖激素包括胰升血糖素、肾上腺素、糖皮质激素和生长激素。由于胰岛素及升血糖激素分泌双重障碍，促进了体内分解代谢、抑制合成，尤其是引起糖的代谢紊乱，能量的来源取之于脂肪和蛋白质，从而造成脂肪和蛋白质的分解加速，合成受到抑制，出现了全身代谢紊乱。引起一系列病理生理改变：

1. 高血糖

糖尿病酮症酸中毒患者的血糖呈中等程度的升高，常在 300 ～500mg/dl（16.7 ～27.8mmol/L）范围内。造成高血糖的原因包括胰岛素分泌能力的下降，机体对胰岛素反应性降低，胰升血糖素分泌增多，以及脱水、血液浓缩等因素。

2. 严重脱水

糖尿病酮症酸中毒时，血糖血酮明显升高，使血浆渗透压升高，细胞内液向细胞外转移，导致细胞内脱水；由于血糖血酮明显升高，使尿糖尿酮的排泄增多，导致渗透性利尿而脱水；此外，糖尿病酮症酸中毒时，患者过度通气及高酮血症引起患者的纳差、恶心、呕吐及腹泻加重脱水，失水量可达 5~7L。

3. 代谢性酸中毒

发生的原因有：游离脂肪酸的代谢产物 β－羟丁酸、乙酰乙酸在体内堆积；有机酸阴离子由肾脏排出时，与阳离子尤其是 Na^+、K^+ 结合成盐类排出，使大量碱丢失，加重了酸中毒；蛋白质分解加速，其酸性代谢产物如硫酸、磷酸及其他有机酸增加。

4. 电解质代谢紊乱

糖尿病酮症酸中毒在严重脱水时 Na^+、K^+ 均有丢失，如渗透性利尿、纳差、恶心、呕吐及腹泻等，造成低钠、低钾血症。但在脱水、酸中毒时可掩盖低钾血症。糖尿病酮症酸中毒时，由于细胞分解代谢增加，磷由细胞内释放，经肾随尿排出，导致机体缺磷。

5. 多器官病变

糖尿病酮症酸中毒早期，由于葡萄糖的利用障碍，能量来源主要为游离脂肪酸和酮体，而二者对中枢神经系统有抑制作用，可使患者出现不同程度的意识障碍、嗜睡、反应迟钝，以致昏迷，晚期可发生脑水肿。在严重脱水，周围循环障碍，渗透压升高，血容量减少，最终可导致低血容量性休克，血压下降。肾血流量下降，肾灌注不足，可引起急性肾功能不全。

6. 酮症

酮体在肝脏生成，是 β－羟丁酸、乙酰乙酸和丙酮总称，是脂肪 β 氧化不完全的产物，前二者为酸性物质（图 7－1）。正常时血中的 β－羟丁酸占酮体总量的 70%，β－羟丁酸/乙酰乙酸为 1：1。糖尿病酮症酸中毒时比值上升，可达 10：1 或更高，经治疗后，β－羟丁酸迅速下降，而乙酰乙酸下降很慢。通常用硝基氢氰酸盐来检测酮体，酮症酸中毒时用此法只能测定乙酰乙酸，而无法测到占绝大多数的 β－羟丁酸，而且常出现假阳性结果。尿酮体定性试验的方法较灵敏，但假阳性更高。近年来，采用尿酮体试纸试验，其对酮症酸中毒和酮症的酮血症诊断敏感性为 97%~98%。丙酮占酮体量最少，呈中性，无肾阈，可从呼吸道排出。正常人血酮体不超过 10mg/dl，酮症酸中毒时可升高 50~100 倍，尿酮阳性。

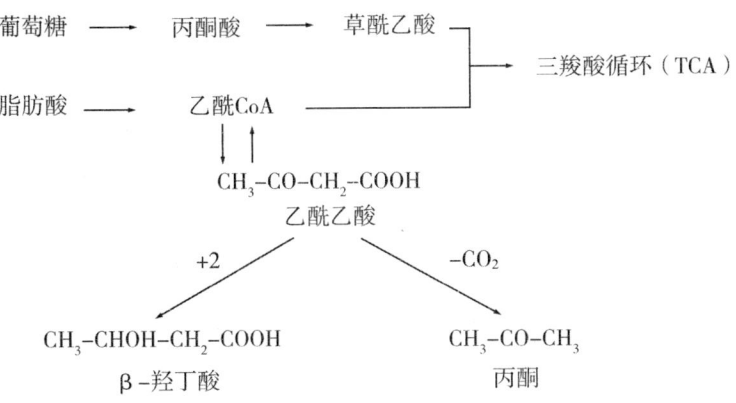

图 7-1　酮体的生成

四、临床表现

(一) 临床症状

糖尿病本身症状加重，口渴、多饮、多尿明显，乏力、肌肉酸痛、恶心、呕吐、食欲减退，可有上腹疼痛，腹肌紧张及压痛，似急腹症，甚至有淀粉酶升高，可能由于胰腺血管循环障碍所致。由于酸中毒，呼吸加深加快，严重时出现 Kussmaul 呼吸。酮体中的一种成分——丙酮可从呼吸道排出，使患者呼气中带有烂苹果味，此为糖尿病酮症酸中毒最特有的表现。神经系统可表现为头昏、头痛、烦躁，病情严重时可表现为反应迟钝、表情淡漠、嗜睡、昏迷。

(二) 体征

皮肤弹性减退、眼球下陷、皮肤黏膜干燥等脱水症。严重时可表现为心率加快，血压下降，心音低弱，脉搏细速，四肢发凉，体温下降，呼吸深大，腱反射减退或消失、昏迷。

五、辅助检查

1. 血糖及尿糖

明显升高，多在 16.7~27.8mmol/L（300~500mg/dl）个别患者血糖可低

于或高于上述范围。尿糖强阳性。

2. 血酮和尿酮

尿酮体强阳性。当肾功能严重损害时，肾小球滤过率减低，而肾糖阈及酮升高，尿糖及尿酮减少或消失，此时应以血糖血酮检测为主。若血酮定量 > 5mmol/L 有诊断意义。由于尿酮体一般为血酮体的 5 ~ 10 倍，故而尿酮体阳性而血酮体可为阴性。正因为血酮和尿酮的不一致，故而不能仅以尿酮体作为反映病情和判断疗效的指标。酮体与 pH 值直接相关，酮体越多，酸中毒越重。

3. 血清电解质

血钠多数低于 135mmol/L 以下，少数可正常所有糖尿病酮症酸中毒患者体内均缺钾，但由于脱水和酸中毒，血钾可正常或升高，经治疗后，血钾又可以降至 3.5mmol/L 以下，应注意监测。

4. 血气分析及 CO_2 结合率

代偿期 pH 值及 CO_2 结合率可在正常范围，碱剩余负值增大，缓冲碱（BB）明显降低，标准碳酸氢盐（SB）及实际碳酸氢盐（AB）亦降低，失代偿期 pH 值及 CO_2 结合率均可明显降低 HCO_3^- 降至 15 ~ 10mmol/L 以下，阴离子间隙增大。若 pH 值小于 6.9，说明病情严重，预后不良。

5. 其他

血尿素氮、肌酐可因脱水而升高，经治疗后，尿素氮持续不降者，预后不佳。血常规白细胞升高，即使没有感染，中性粒细胞亦可升高。血红蛋白及红细胞压积升高。游离脂肪酸、甘油三酯亦可升高。血淀粉酶也可升高。血渗透压可高于正常。

六、诊断与鉴别诊断

糖尿病酮症酸中毒的诊断并不难。若具备典型的症状、体征，诊断较易明确。但有时这些表现被其他疾病所掩盖，关键在于想到糖尿病酮症酸中毒发生的可能性。对于有 1 型糖尿病病史的患者，如有可疑的临床症状或表现，应予以注意。此外，2 型糖尿病发生糖尿病酮症酸中毒的机会很少，但是，若没有及时有效的治疗或可能发病又没有明确诊断的患者，可在各种诱因的情况下，发生酮症酸中毒，故也应提高对此病的警惕性。糖尿病酮症酸中毒尚需与乳酸酸中毒、高渗性昏迷、低血糖昏迷、脑血管意外、尿毒症及肝昏迷等鉴别。有腹痛者应尽可能排除急腹症。通过详细询问病史，检查血糖、血浆 pH 及尿酮体等，是可以鉴别的。

糖尿病酮症酸中毒的诊断依据包括以下几条（诊断流程见图 7 - 2）：

1. 糖尿病的诊断。

2. 酮症的诊断。

3. 代谢性酸中毒的诊断。

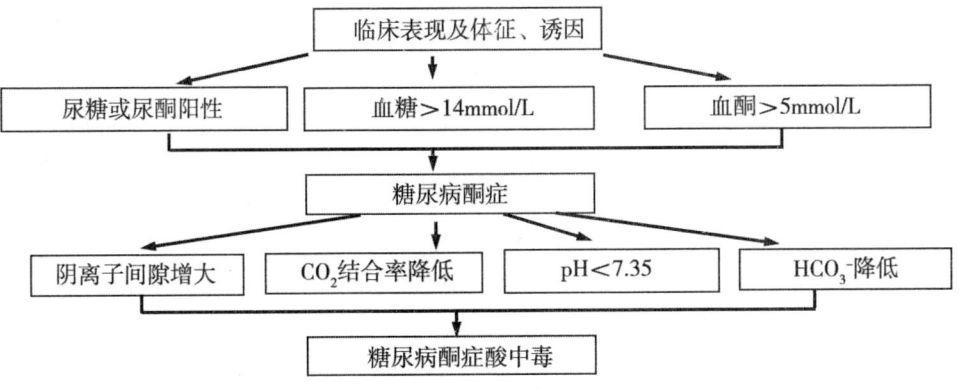

图 7 - 2　糖尿病酮症酸中毒的诊断流程

七、治疗

糖尿病酮症酸中毒是危及生命的急性并发症，一旦发现，即应积极抢救。糖尿病酮症酸中毒的治疗目的是：纠正代谢紊乱，消除酮症；预防并治疗感染等并发症。

1. 观察病情

基本内容包括体温、血压、心率、呼吸、意识、血糖、血 pH 值、血钾、钠、氯、尿素氮、肌酐，每小时胰岛素用量和总的胰岛素用量，液体的入量和种类，补液的速度和总量，补钾量、补碱量，尿量，特殊用药等。

2. 补充液体

酮症酸中毒时，患者均有脱水，脱水量占体重的 10% 左右。所以，治疗酮症酸中毒的重要环节之一是纠正脱水。若不纠正脱水，由于循环血量不足，组织灌注不良，胰岛素的治疗效果将明显下降。如在补液之前给予胰岛素治疗，水分可随葡萄糖进入细胞内，更加重了低血容量。故只要诊断明确，不论是否有实验室检查报告，都应立即补液。

关于用何种液体纠正脱水目前仍有争议。从理论上讲，酮症酸中毒时丢失的是低渗液体。有些作者主张补充特殊的低渗液体，这在20世纪50年代曾流行使用。目前选用的液体多在等渗与低渗之间，以前一种液体为首选，因其能防止细胞外液渗透压改变过快。治疗前的高渗透压（320～400mmol/L）会随着血糖的下降而降低。若用低渗液体补液，则细胞外液的渗透压将下降得更快，这可导致细胞内外液体量变化过快和渗透压失去平衡，受此种变化影响最大的是中枢神经系统，可导致脑水肿的发生。

现在主张补液时，应首先考虑使用等渗盐水，且要注意补液的速度。开始时应快速输入盐水以补充血容量，恢复组织灌注。应于40～60分钟内补完1 000mL，随后减少到1小时500～1 000mL，在后2小时内补充600～1 000mL，以后4小时内补充600～1 000mL。此后应根据临床需要决定补充液体的量及速度。一般在治疗的头12小时内，补充的液体约4 000mL，占补液总量的2/3。一旦血糖降至10～15mmol/L，改用5%～10%的葡萄糖溶液或葡萄糖生理盐水。如有心血管疾病、高龄等不利于快速输液的因素，可在测定中心静脉压的基础上，指导补液。如血钠高于150mmol/L，可补入低渗液体。因为血钠增高时，治疗时渗透压失衡的危险性很小，补入低渗液体相对安全。如无低渗盐水，可采用5%葡萄糖溶液。补充低渗液体时应注意血压，如血压过低，可给予输血，并减慢低渗液体输入的速度。

有两种情况要注意，一是血糖快速降至15mmol/L以下，而患者仍然有严重的脱水，应采用10%葡萄糖溶液，同时继续使用生理盐水。第二是患者有低血压，输入第一个1 000mL生理盐水后，血压未见上升，应给予补充胶体，如全血、血浆或血浆替代品400～500mL，仍无效，可静脉注射100mg氢化可的松，但要注意该药对糖代谢的影响。

对于顽固性低血压者要考虑是否合并败血症、心肌梗死、消化道出血等因素。

血糖若大于33.6mmol/L（600mg/dl），说明患者有严重的脱水或肾功能下降，单用补液的方法可以改善肾小球的滤过率，使血糖降至16.8mmol/L，该种情况临床上并不少见。但是，补液不能或难以纠正酮体生成过多所引起的酸中毒。

3. 胰岛素

治疗糖尿病酮症酸中毒患者胰岛素治疗是必须的。胰岛素治疗的主要目的是：①停止或减少脂肪分解和酮体产生。②抑制肝糖的过多生成。③使周围组织（肌肉）摄取糖和酮体增加，加快其代谢。前两项对小剂量的胰岛素很敏感，后者则需要较高水平的胰岛素。

早先认为，酮症酸中毒患者存在胰岛素抵抗，因此提倡大剂量胰岛素治疗。但这种治疗有引起低血钾和迟发性低血糖的危险。以后观察到尽管有部分酮症酸中毒患者存在胰岛素抵抗，但是仍然可采取小剂量胰岛素治疗。酸血症和拮抗胰岛素激素的增加是引起胰岛素不敏感的主要原因，但这是可逆的，可被高于生理剂量的胰岛素克服。对酮症酸中毒的早期治疗的关键在于如何减少氢离子的生成和肝糖的输出。应注意的是，补液后细胞外液的稀释和尿量恢复正常后尿糖的排出，均可使血糖下降，这种作用是不依赖胰岛素的。

正常人空腹血清胰岛素水平为 5 ~ 24mU/L，餐后胰岛素水平上升，可达 20 ~ 50mU/L。门静脉的胰岛素水平要比此高 2 ~ 4 倍。一些研究表明，血胰岛素水平达 80 ~ 120mU/L 时，即可达到以上的治疗目的。每小时静脉滴注 5 ~ 6U 短效胰岛素可使血胰岛素保持在此水平。由于胰岛素的半衰期仅 4 ~ 5 分钟，故持续静脉滴注胰岛素才能达到上述作用。

此外还可采用间歇性皮下注射短效胰岛素。在给予 20U 的负荷胰岛素后，每小时皮下注射短效胰岛素 5 ~ 6U，血中的胰岛素即可达到上述水平，此方法适用于周围组织灌注良好的患者。

上述两种方法治疗，血糖下降的速率在 4 ~ 8mmol/（L·h）（72 ~ 144mg/dl）。如治疗 2 小时后，血糖下降的速率未能达到上述要求，应首先检查补液是否足够。如液体已补足，则应将皮下注射胰岛素改为静脉滴注，对原采用静脉滴注胰岛素者则应将胰岛素的剂量加倍。在尿尿酮体阳性期间，最好保持尿糖在 ± ~ + +，以免出现低血糖。但是最好采用血糖检测，因为，有些老年人肾糖阈增高，其血糖≥13.9mmol/L，尿糖仍可阴性。

大多数患者对小剂量的胰岛素治疗反应良好，在开始治疗8 ~ 12 小时后，病情明显好转，血糖降至 14mmol/L 左右。酮体消失大约需要 10～14 小时。有少数患者同时合并有感染或其他应激情况及体内存在有胰岛素抗体，所需胰岛素的剂量需要传统的大剂量方才有效（胰岛素剂量常 > 100U/d）。

小剂量的胰岛素治疗有许多优点：血钾下降较大剂量胰岛素治疗为慢；可较好估计血糖下降到理想水平所需的时间；很少发生迟发性低血糖；有感染或其他应激情况的患者，血糖下降虽然慢，但这不影响总的疗效；可节省胰岛素的用量。另外持续胰岛素皮下注射（胰岛素泵治疗 CSII）能使病情平稳，最适应于酮症酸中毒的抢救，并可避免严重的血糖波动，把血糖控制在安全的范围内，可避免"黎明现象"等并发症的发生。

4. 电解质补充

酮症酸中毒患者体内总钾量明显减少，但临床检测中可以出现血钾升高、正常或降低，所以检测的结果在酮症酸中毒的初期，有时并不能真实地反映体内总钾的情况。经过补液和胰岛素或纠酸治疗后，血钾可发生变化，一般为降低，主要是钾向细胞内转移和细胞外液稀释的缘故。如果治疗开始数小时后，血钾不下降或甚至上升，应注意患者有肾功能不全情况存在的可能。因此在治疗的过程中，应注意预防性补钾，尽可能使血钾维持在正常水平。如果治疗前正常或降低，则在输液和胰岛素治疗的同时即开始补钾；若治疗前血钾升高或尿量小于 30mL/h，最好暂缓补钾，待尿量增加，血钾不增高时，再开始补钾。

补钾通常采用 10% 的氯化钾，每 500mL 液体可加 10% 的氯化钾 15mL。补钾量：在开始头 2～4 小时通过静脉输液补钾，每小时补钾 1～1.5g（即 10% 的氯化钾 10～15mL），待病情稳定，患者能进食，则改为口服补钾，3～6g/d，应维持 4～7 天；或者每 2～4 小时作血钾监测及心电图监测，根据监测结果来补钾，这样的补钾不需要太大的调整，即可达到所需要的补钾量。

血钠低的患者可以用生理盐水来补充即可。另外酮症酸中毒患者体内可缺磷，但补磷的指征一般不明确，而且机体对磷的需要量小，故在治疗的初期，不需要补磷。糖尿病患者呈负镁平衡，并发酮症酸中毒时更明显，要注意补充。

5. 纠正酸中毒

对于轻症的酮症酸中毒，在给予补液及胰岛素治疗后，低钠及酸中毒可逐渐得到纠正，不必补碱。酸中毒时补碱应慎重，因为过度补碱，可伴有死亡率的增加，血钾降低及血红蛋白氧离曲线左移。所以要严格掌握补碱的指征：①血pH < 7.0 或 HCO_3^- < 5.3mmol/L。②血钾 > 6.5mmol/L 的严重高血钾症。③对输液无反应的低血压。④治疗过程中出现严重的高氯性酸中毒。补碱量：首次补给5%碳酸氢钠 100 ~ 200mL，可用注射用水稀释成等渗（1.25%），以后根据 pH 及 HCO_3^- 决定用量，当 pH 恢复到 7.1 以上，可停止补碱。对严重的酮症酸中毒患者是否使用碳酸氢盐一直有争议，因为补碱既有益处，也存在严重的治疗风险，所以临床上对酮症酸中毒的补碱应慎之又慎，严格把握补碱的适应证。

6. 其他

治疗糖尿病酮症酸中毒最常见的诱因是感染，所以一旦确定有感染，要注意抗生素的使用。抗生素使用的原则：早用、足量、有效，最好针对抗菌谱使用抗生素。其他常见的诱因还有创伤、中风、心肌梗死等，一旦发现，亦应立即予以处理。对于老人，或有心功能不全的患者，补液应注意不宜过多过快，要匀速补给，以防止肺水肿的发生。若有条件可在中心静脉压的监测下调整输液速度和整输量。由于脱水易并发急性肾功能衰竭，若经治疗后，血尿素氮、肌酐继续升高，必要时需要透析治疗。此外，降糖过快，补碱或低渗液体过多过快可诱发脑水肿，这尤其要注意，因为脑水肿一旦发生，其死亡率、致残率都很高，超过50%，应注意避免。治疗上可予以脱水或利尿剂处理。如有胃潴留、意识不清或昏迷者应予以插胃管，持续吸取胃内容物，以免呕吐引起吸入性肺炎。

八、预防

在已诊断的糖尿病患者中，酮症酸中毒是可以预防的。因为酮症酸中毒发生的主要原因是 1 型糖尿病未能及时确诊；已确诊的患者未积极配合治疗；未能及早发现诱因并消除之。所以。医务人员及患者对此病的重视与治疗配合的程度非常重要。只要做到前面所提到的两点，糖尿病酮症酸中毒的发生是可以避免的。

第八章

儿科急症

第一节　儿科患者

在美国，急诊就诊的患者中，婴儿、儿童，以及青春期少年占大约 1/3。这些儿科病例中，半数以上是急症/非紧急的问题，如中耳炎、呼吸道和胃肠道感染（病毒常见）、哮喘、骨折、扭伤、软组织损伤以及头部小创伤。让少数需要住院或者需要紧急干预治疗的病例得到及时治疗，和让轻症患者安全离院，避免死亡率或者发病率上升，是对儿科急诊医学最大的挑战。

18 岁以下被视为未成年。在危及生命的情况下，在抢救未成年人时可不经他们父母或监护人知情同意，但在常规医疗治疗和出院时则需要。例外的是脱离父母独立生存的未成年人，"脱离父母独立生存"是指允许 18 岁以下的未成年人在没有父母知悉、同意和负责时，同意医疗行为。美国每个州定义未成年人"脱离父母独立生存"的具体规定有稍许不同，但大体上包括以下 1 项或者多项：已婚（包括离婚、分居，或者丧偶）、参军、妊娠或者有子嗣、不和父母或者监护人一起居住，或者有能力经营个人事业。其中，笔者发现妊娠是最常见的被认为是脱离父母而独立生存的状态。

另外一个关于医师看诊儿科时重要的法律问题是我们有责任保护脆弱、年轻的患者。如果有合理的理由怀疑存在被虐待、侵害，或者面临紧急的严重伤害的风险，我们有责任报告政府相关部门，如儿童保护组织、警察等。

儿科急诊医学和成人急诊医学有很多方面存在不同。不单单是必须根据其解剖、生理以及病情发展情况着手处理患者，还要和患者以及监护人建立一种有效的关系。换句话说，医师需要同时治疗患儿及其家长。我们之后会在这个专题中回顾一下区别。

一、临床表现

（一）病史

从患儿处尽可能多地采集信息，问诊应该按照儿童说话的习惯和理解能力来询问。从父母、监护人或者照料者处完善进一步的细节和解释。儿童年龄越小，越依赖于从父母的口中采集病史，父母对症状的感知会影响病史的准确性。当询问病史时，儿童如果和父母分开，可能变得紧张，只有当绝对必要［例如，需要完善一名青春期患者的性生活和（或）吸毒史］或者对于年龄小的患者疑似有虐待或侵害时，才把患儿和父母分开。对于不常见的主诉，包括年龄小的儿童体重减轻、夜间出汗、头痛或背痛，应该考虑无痛的或者危及生命的潜在病理改变，特别是恶性肿瘤。

所有儿科患者需要采集的重要病史信息包括分娩史、疫苗接种情况、既往史、现病史、用药史、过敏史、体表发育标志、日常行为，以及饮食情况，特别是异常的分娩史和疫苗接种记录，可能对鉴别诊断有很大的帮助。

婴儿正常经口摄入量取决于他们的年龄（表 8-1）。任何和基线不同的变化都要引起重视并记录下来。婴儿在 6 个月以前一般不喂固体食物。当可能有脱水时，应该询问患儿的活动水平、口服摄入量、尿湿的尿片数量、腹泻或者呕吐的频率，以及是否有眼泪。

表 8-1 不同年龄喂食量

年龄	数量（每 3~4 小时）
1~2 周	2~3oz
3 周~2 个月	4~5oz
2~3 个月	5~6oz
3~4 个月	6~7oz
5~12 个月	7~8oz

注：1oz=28.35g。

最后，如果发现病史和查体结果不符，或者有病史未提供的不明原因的外伤，医师应该考虑是否有被虐待的可能。

（二）体格检查

一旦完善了病史采集，就该开始对患儿进行体格检查。由于患儿对陌生人会感到紧张和害怕，特别是对急诊室环境不熟悉，医师在检查过程中采取温和的方式会很有帮助。让家长把患儿放置在膝部，或把患儿抱在怀中，有助于在检查过程中给患儿安全感及安抚患儿。如果患儿开始哭泣，应该重复检查来确认评估的完整性和准确性。

如同成人急诊医学，我们使用 ABCDE（气道、呼吸、循环、神经损伤程度以及全身检查）方法来进行快速大体评估。初步评估包括测量患者的基本生命体征，有助于指导治疗。正常的基本生命体征根据患者年龄而有所不同（表8-2）。例如，6个月的婴儿正常脉搏大约是110次/分，但是在青春期患者，这个数值是异常的。你应该获得患儿准确的体重，因为你的治疗和医疗方案常常和体重有关。

表8-2　不同年龄段正常生命体征

年龄	呼吸（次/分）	平均心率（次/分）	收缩压（mmHg）
早产儿	40~70	120~170	55~75
0~3个月	35~55	100~150	65~85
3~6个月	30~45	90~120	70~90
6~12个月	25~40	80~120	80~100
1~3岁	20~30	70~110	90~105
3~6岁	20~25	65~110	95~110
6~12岁	14~22	60~95	100~120
12岁以上	12~18	55~85	110~135

如前所述，儿童发育和解剖上的不同应在进行体格检查时考虑到。儿童的气道和成人不同，其喉部更偏向头侧和靠前，舌头所占比例更大，会厌更倾斜和容易下垂，所有这些特点使得插管时视野暴露有困难。在选择气管插管时，儿童气道最狭窄的部分在环状软骨水平，因而传统上认为弯曲的气管插管没必要用于8岁以下的儿童。现在这个传统观念没有那么严格，然而，如今的很多医院在所有年龄段患者都使用弯曲的气管插管（减少漏气和提高通气效率）。

儿童的骨骼、周围韧带和软组织更有弹性，比成人的保护性要低。儿童的头部按照比例来说比成人要大，增加了头颈外伤的风险。此外，大脑中脑白质增多使得脑水肿的风险增加。婴儿在 18 个月前，还有颅骨的囟门未闭。大一些的儿童其长骨的生长板（骨骺板）很多年都未闭合，直至青春期后才闭合；这是骨骼最脆弱的部位，非常容易受伤。根据 Salter - Harris 评分系统（图 8 - 1）把生长板（骨骺）的损伤进行分类。骨骺端压痛，没有骨折征象考虑为Salter - Harris I 型骨折，一般给予小夹板固定，促进愈合。

婴儿和儿童有低体温风险，因他们的体表面积和体积比例非常高。儿科患者有无骨髓脱位脊髓损伤的风险，因为脊椎的椎间关节水平对齐，椎间韧带有弹性，使得没有骨骼损伤的情况下容易半脱位。最后，儿童总体上有外伤或疾病风险，因为他们无法交流，依赖父母或者监护人，（特别是非常小的时候）免疫系统发育不成熟。当家长主诉患儿有明显行为改变时，要引起医师高度重视。

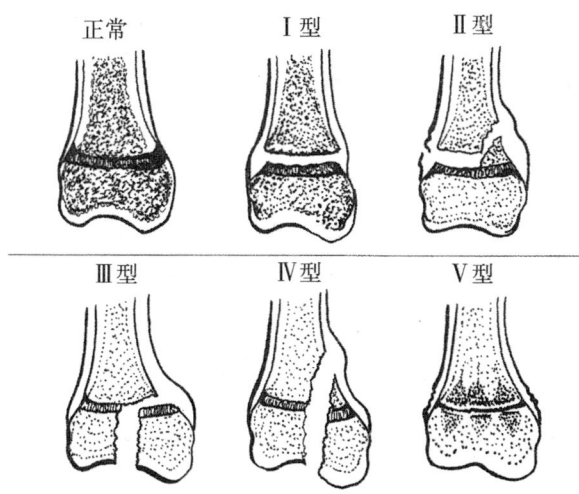

图 8 - 1　Salter - Harris 骨骺损伤分型

二、诊断方法

（一）实验室检查

儿童的实验室检查比成人的频率要低。急诊室中，化验检查标准必查的疾病不多，这些疾病包括新生儿发热、糖尿病酮症酸中毒、镰状细胞危象、神志改变，以及白细胞减少伴发热。实验室检查，大体上来说，是用来确诊临床疑似的诊断，也可帮助处置患儿。

（二）影像学检查

在某些病例（例如外伤、神志改变和疑似腹膜腔内病变）中，可能需要进行影像学检查，如 X 线、超声、CT 及 MRI。平片是患儿家长常常可以接受的检查，因为过程快且家长可穿铅衣靠近患儿。对于儿童，特别是对于年龄小的儿童，由于不允许家长陪同，并且需要躺在坚硬的检查床上，CT 扫描接受度小一些。MRI 和 CT 一样，患儿还会因幽闭恐惧症以及 MRI 巨大的噪声而紧张、焦虑。影像学检查时为了控制患儿紧张、焦虑，常常给予短效的镇静药和（或）止痛药［例如咪达唑仑、水合氯醛和（或）芬太尼］。

三、操作步骤

对待儿童的一般操作方法，如体格检查，应该让家长尽可能多地参与，使得患儿减少紧张、焦虑。操作前和家长充分沟通检查的过程——特别是要告诉家长检查中的关键点以及如何做可以让患儿更加舒适，这样做非常有用。例如，告诉家长抱紧患儿，语言安抚患儿，以及在缝合伤口时要固定住患儿，告诉家长这样做利于患儿感觉舒适（以及缝合效果好）。

进行操作时，应尽量减少患儿疼痛和痛苦的感觉，给予麻醉药、镇静药，和（或）止痛药，不只让家长更开心，还会让家长对患儿的治疗更满意。在外伤修复、耻骨上膀胱穿刺、腰穿或静脉穿刺置管时推荐使用。如果进行复杂的外伤修复或者骨折复位，考虑给予程序化镇静。这些操作使用更强效的药物，如氯胺酮、咪达唑仑、吗啡，或芬太尼。缓解疼痛也有助于减少焦虑。

四、医疗决策

在大部分的儿科病例中，病史的采集和体格检查足够除外严重的疾病。然而，如果病史和（或）体检不能明确诊断，应该进行实验室、影像学和可能必要的操作检查（图 8 - 2）。

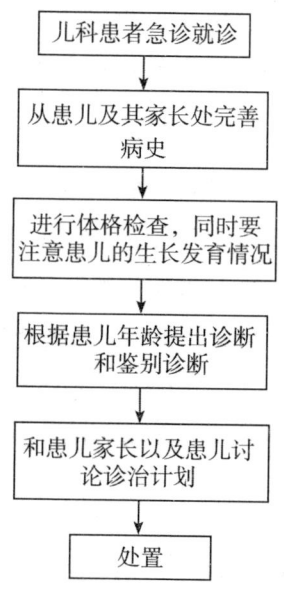

图 8 - 2　儿科患者诊断流程图

五、治疗

　　一旦定好治疗方案或者诊断减少到几个疾病可能，应该是时候就方案和家长进行讨论。家长有助于把医师的计划解释给患儿。如果同时出现多个选择，家长可以帮助医师做出最符合他们的期望、偏好和（或）令患儿舒适的选择。

　　药物剂量和急诊器械必须和患儿的体重匹配。监测基本生命体征时，要获得准确的体重数值，有助于在急诊快速计算药物剂量。如果在紧急情况下无法直接获得体重数值，使用复苏卷尺特别有用。卷尺上红色箭头置于患儿头部，然后把卷尺向患儿脚部展开来测量长度。对应此长度标注了儿童的平均体重。按照这个体重计算给药剂量等。所有药物都要按照毫克每公斤体重计算。所有治疗都要尽快且尽量温柔地进行。

六、处置

（一）住院

　　儿科患者收入院的指征包括疑似或确诊的急性外科疾病（如阑尾炎），任何需要进一步监护和治疗的疾病（例如哮喘、脱水伴顽固性呕吐）及不明原因的不适需要进一步检查。此外，患儿有某些社会问题，包括疑似虐待、侵害、生长发育不良，应该在询问社会福利后考虑收入院治疗。

（二）出院

疾病已确诊，开始和（或）完成治疗方案后病情平稳的患者，以及社会支持和医疗随访条件良好者，可以考虑出院。患者的家庭医师可以完善患者慢性疾病和相关复杂的检查。由于绝大部分儿科患者有固定的家庭医师，患儿从急诊出院后，可受益于急诊医师和家庭医师之间连续的治疗。

儿科患者的治疗更有挑战性，并且需要专门培训，但是通过维护良好的关系和交流及表现出耐心和同情心是容易做到的。这些技巧会减少患儿及其家长的焦虑，利于治疗，可提高依从性。

第二节　儿童发热

儿童发热的定义为直肠温度≥38.0℃，儿童发热大约占急诊就诊儿科患者的20%。发热是宿主对感染产生的较大程度且复杂的反应。白细胞和其他嗜菌作用的细胞释放致热原，后者可触发前列腺素合成增加，造成体温调定点升高。当下丘脑对新的体温调定点应答，包括内分泌、代谢、自主的行为过程产生生理改变，就出现发热。与发热相关的特别生理改变，如耗氧量增加、蛋白质分解，以及糖异生，可以耗尽婴儿和儿童有限的贮存。

发热可能是疾病初发或者唯一的生理体征。它可能预示有严重的细菌性感染（serious bacterial infection，SBI），例如脑膜炎、菌血症、骨髓炎、化脓性关节炎、泌尿系感染（UTI），或者肺炎。这些及其他的严重细菌性感染可以快速导致脓毒症——一个由感染引起的势不可挡的毁灭性的全身综合征。一名儿童或者婴儿有SBI时，可能表现"中毒"（严重病容伴生命体征不稳定）。或者一般情况良好的发热患儿，也可能有SBI，如隐匿性菌血症。隐匿性菌血症是病原性细菌出现在一般情况良好的发热患者血液中的疾病，不伴有明确的感染灶，也定义为"不明原因发热"。大约有20%的发热患儿没有明确的病因。新生儿（年龄＜30天）因免疫系统发育不完全，使得他们患SBI伴发热的风险非常高。

一、临床表现

（一）病史

询问护理者患儿发热的持续时间、热型，以及最高体温。小婴儿常常没有局部症状，并且表现为主诉不明确，例如过度哭泣、喂养不良、易激惹，或者昏睡。大一点儿童的家长可能主诉更具体，如咳嗽、流鼻涕、咽痛、呕吐、腹泻、排尿困难、关节疼痛、身体疼痛，或者头痛。如果有脱水，询问口服入量和尿量有助于医师评估脱水的程度。

发热的婴儿出现惊厥，可能提示是良性单纯的热性惊厥，或提示有脑膜炎可能。单纯性热性惊厥定义为，在 6 个月至 6 岁的儿童中，出现单纯的全身强直性肌阵挛，持续不超过 15 分钟，不伴局部神经损伤。这种惊厥出现于既往健康的患儿发热时，没有癫痫病史或者中枢神经系统（CNS）感染的体征。3% ~ 5% 的患儿会有单纯的热性惊厥。患儿出现热性惊厥时，应该寻找有无感染，但是不常进行详细的体格检查。热性惊厥如果有局部神经体征，持续超过 15 分钟，或者 24 小时内出现 1 次以上，被认为是复杂性高热惊厥。应该考虑进行一系列检查，包括实验室检查、影像学检查，以及在复杂性高热惊厥的患儿中强力推荐腰穿。

（二）体格检查

继续完善剩下的体格检查时，应该评估基本生命体征和一般状况。大约体温每增加 1℃，心率会加快 10 次/分。然而，和发热不成比例的心动过速提示脓毒症可能。儿童和婴儿有脓毒症时和成人不同，因为有心排血量的代偿，他们到病程晚期之前一般无低血压。因而，正常的血压无须再确认。心动过速和外周循环灌注不足出现在低血压前，可能是即将发生的循环衰竭的体征。

评价婴儿或者儿童的一般状况也非常关键。婴儿或儿童有嗜睡，或者表现为易激惹时（即被父母抱着不易安抚）可能有 CNS 感染。应该对患儿进行全身体格检查。在婴儿中，要特别注意囟门；紧绷凸出的囟门提示可能有脑膜炎，而凹陷的囟门提示可能有严重的脱水。对年龄大一点的儿童，评估有无颈部疼痛、僵硬以及活动度也有助于建立 CNS 诊断。评估肺部有无爆裂音、呼吸不对称、呼吸功，用力呼气和叩诊可能有助于明确有无肺实变。仔细检查皮肤有无皮疹、瘀点，或紫癜。当患儿有发热、一般状况差，伴皮肤瘀点或紫癜性皮疹时，应该假定脑膜炎球菌血症可能，直到确诊其他疾病。此外，新生儿黄疸可能提示脓毒症可能，但不是特异表现。应该仔细检查四肢有无皮肤发红、肿胀、皮温高、局部压痛，以及活动度减小，这些体征可提示骨髓炎、化脓性肌炎，或者化脓性关节炎可能。这些感染在儿童中比成人中多见。在 <3 个月的婴儿中重新进行临床检查没有必要除外 SBI，而且不能单独用来指导这个年龄段患者的治疗。

二、诊断方法

（一）实验室检查

实验室检查可能包括全血细胞计数、尿常规、尿培养、血培养，以及脑脊液（CSF）检查。适宜的实验室检查项目，如果有，是基于病史和体格检查、临床表现、年龄和 SBI 的危险因素。

（二）影像学检查

当患者有呼吸困难、咳嗽、低氧血症，或者其他下呼吸道感染体征时，完善胸片（CXR）可能有助于明确肺部感染。骨髓炎的征象可能在平片上不明显，直到感染，至少持续 7~10 天。其他影像学检查，也可能有助于诊断，如根据患者特殊的体征和症状，明确有无腹膜腔内感染，完善 CT 检查。

三、医疗决策

婴儿或儿童急性发热的鉴别诊断很多，包括很小的疾病（如病毒感染、上呼吸道感染，以及中耳炎），严重一些的疾病（如肺炎、肾盂肾炎、化脓性关节炎，以及蜂窝织炎），潜在危及生命的感染（如川崎病、脑膜炎、菌血症，以及脓毒症）。由于鉴别诊断太多，发热太常见，因而要基于一些因素来诊断患儿，包括年龄、临床表现（一般状况好或者有病容）、体格检查（有病灶或者不明原因），以及危险分层（SBI 风险高或者低风险）（图 8-3）。

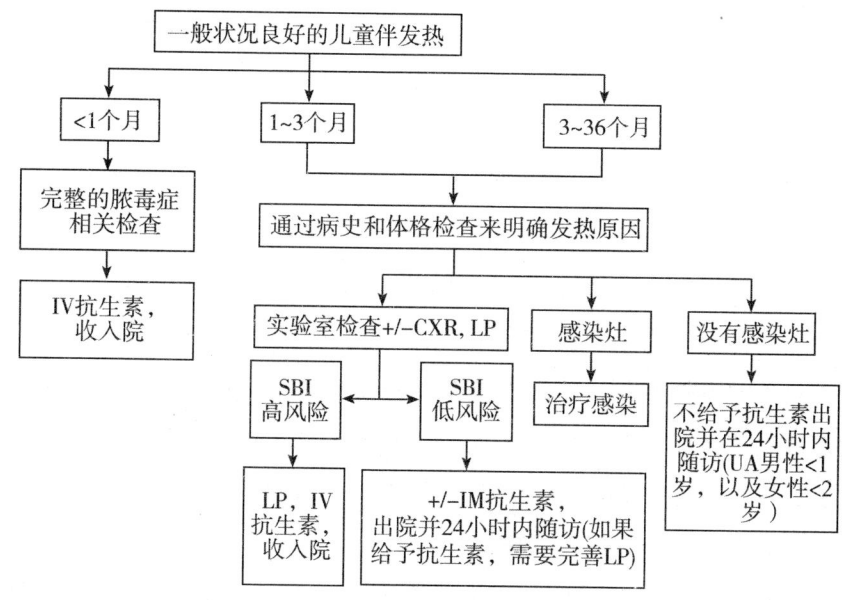

图 8-3 儿童发热诊断流程图

CXR，胸片；IM，肌内注射；LP，腰穿；SBI，严重的细菌性感染；UA，尿常规

1. 年龄 <30 天的婴儿发热

即使他们看起来一般状况不错，也应该详细地检查有无脓毒症，包括全血细胞计数加上涂片、血培养、尿常规、尿培养，以及腰穿。脑脊液应该送检去查细胞计数、蛋白质和葡萄糖，革兰染色以及培养。在新生儿有高风险时，应该考虑完善单纯疱疹病毒（HSV）聚合酶链反应检查。尿液必须在无菌条件下采集，放置膀胱导尿管或者行耻骨上穿刺抽吸收集尿液。袋装标本无效，因为常会被皮肤的菌落污染。根据症状考虑进行其他检查；如果患儿出现黄疸，应该完善肝功能检查，出现腹泻时需要检查大便。

2. 一般状况良好的 1~3 个月的婴儿

被划分为高风险和低风险 SBI。他们的危险分层基于病史、体格检查和常规检查结果。为了明确是低风险，婴儿必须既往健康、没有任何合并症、没有中毒表现、没有局部感染（包括中耳炎）、实验室检查正常，以及有可靠的护理者便于密切随访。Rochester 标准、Philadelphia 标准，以及 Boston 标准是最常用的可为一般状况良好的发热新生儿和婴儿制订决策的工具。尽管这三种都有局限性，但均已尝试建立筛查低风险 SBI 患儿的敏感和特异的标准。

如果白细胞（WBC）计数在 $5 \times 10^9/L \sim 15 \times 10^9/L$，且嗜中性粒细胞比例 <0.2，以及尿常规中 WBC <8 个/高倍视野时，考虑危险分层较低。单独凭临床印象不足以放弃在这个年龄段进行腰穿检查。决定腰穿基于几个因素，包括实验室检查结果、尿常规、免疫接种情况，以及出现或没有病毒相关的症状。

3. 一般状况良好的 3～36 个月的儿童

罹患弥漫性感染的风险较低，一般可以根据感染的性质进行治疗，不用进行 SBI 的详细检查。这个年龄段的发热最常由病毒感染引起。这个年龄段中，一般状况良好的发热患儿，其潜在细菌性菌血症的可能性由于常规接种流感嗜血杆菌和肺炎疫苗而大大下降。疾控中心的数据显示目前潜在的菌血症 $<1\%$。此外，大约有 80% 的肺炎球菌菌血症不用干预可以自行缓解。因此，对于这类患者的治疗有些不同是可以接受的。

对一般状况良好的 3～36 个月儿童的评估包括尿常规、<2 岁女性患儿的尿培养、<1 岁男性患儿的尿培养，特别是他们未割包皮。如果有下呼吸道感染时，可能需要完善胸片。如果仔细评估后没有找到感染灶，可以再确认，以及在不进行额外实验室检查和使用抗生素的情况下给予支持治疗。

4. 有中毒表现的发热婴儿和儿童

不论年龄，需要继续脓毒症相关检查，给予广谱抗生素，以及收入院治疗。免疫功能低下的患儿出现发热应该积极处理，如前所述，立刻和他们的家庭医师沟通。完善脓毒症评估时不要延误使用抗生素治疗。

四、治疗

发热可以给予退热药治疗，如对乙酰氨基酚（10～15mg/kg）根据需要每 4 小时 1 次，或布洛芬（5～10mg/kg）根据需要每 6 小时 1 次，使患者感觉舒适。需要注意的是使用退热药后退烧和 SBI 的征象之间的关系没有明确，不能影响临床决策。应该鼓励患儿多喝水。一些患儿出现脱水时，可能需要静脉补液。患儿病灶明确时，应该给予最适合的抗生素方案。对于不明原因的发热，可能要基于患儿年龄和危险分层，给予经验性抗生素治疗。

1. 年龄 <1 个月的婴儿

应该使用覆盖这个年龄最常引起 SBI 的病原体的抗生素（李斯特菌、大肠埃希菌、B 族链球菌，以及其他革兰阴性病原体）。氨苄西林加上庆大霉素或者三代头孢覆盖充分。头孢曲松常常要避免用于 <2~4 周患儿，以免引起继发性胆汁淤积。对于这个年龄段，不推荐经验性给予阿昔洛韦，但是如果患儿有惊厥的病史，出现皮损，或者急性发病，可以加用阿昔洛韦来覆盖 HSV。

2. 年龄在 1~3 个月的婴儿

完全符合低风险标准时，可以在出院前给予单剂量的头孢曲松来覆盖潜在的菌血症或泌尿系感染。然而，这个剂量不能完全覆盖这些病原体引起的脑膜炎，如果没有在给予抗生素之前完善脑脊液检查，这可能会干扰之后制订医疗决策。在这些患儿中，不要在腰穿前给予抗生素。或者，如果患儿的照料者足够可靠，能够评估婴儿的症状变化，以及出现病情变化时能及时就诊，一些医师会选择观察这类患者。在两种方法中，至关重要的是照料者可以确保和家庭医师联系，并能够表述清晰。出院前安排好 24 小时内的随访。婴儿不符合低风险标准时，应该进行脓毒症相关检查，给予经验性抗生素治疗，以及收入院进行监护。

3. 年龄在 3~36 个月的婴儿和儿童

伴有体温 >39℃ 以及 WBC 升高至 >15×10⁹/L，既往在完善血培养后，给予过头孢曲松 50mg/kg 治疗可能潜在的菌血症。由于普遍的肺炎球菌疫苗接种，潜在的菌血症减少，可以不予经验性抗生素治疗并门诊观察。这个年龄段的患儿，尿常规符合 UTI 时，如果一般状况很好，可以门诊给予口服抗生素治疗（通常给予三代头孢）。这个年龄段的患儿体温 <39℃ 以及重复查体后，在保证能很好随访的情况下可以门诊随诊。最后，在急诊室中如果高度怀疑脑膜炎或脑脊液革兰染色明确有病原体，在前述所有年龄的患儿，应该立刻给予头孢曲松 100mg/（kg·d）以及万古霉素治疗。

五、处置

（一）住院

有中毒表现的婴儿和儿童伴发热时，需要详细的脓毒症相关检查，紧急给予广谱抗生素治疗，以及收入院。此外，所有 <1 个月的婴儿，病历记录有发热或者在家有发热时，应该收入院进一步观察和治疗。一般状况看起来良好的

1~3 个月的婴儿，有 SBI 高风险或者记录中有局部细菌性病变也需要收入院。如果患儿免疫功能低下以及有发热，也常常给予广谱抗生素治疗和收入院。

（二）出院

发热的患儿年龄 > 3 个月，看起来一般状况良好，有免疫接种史，以及随诊条件便利时，可以出院回家。此外，1~3 个月的低风险患儿，确保 24 小时内随诊的情况下也可以出院。

第三节　呼吸窘迫

呼吸窘迫在急诊室非常常见，占急诊病例总数的约 10%，占儿科收入院患者的 20%，以及占婴儿死亡的 20%。呼吸窘迫可以导致呼吸衰竭（氧合和通气困难，不能满足代谢需要），应该立刻识别和治疗。

儿科患者的一些解剖结构和生理特点使其呼吸损伤的风险升高。婴儿年龄 < 4 个月时用鼻子呼吸，当鼻咽部梗阻明显时，增加呼吸功，异物容易卡在气道狭窄的位置，成人和儿童不同，成人在声带，儿童在环状软骨处。儿童气道的直径是成人的 1/3。狭窄的气道导致气流的相对阻力增加（1mm 梗阻减少了成人气道横截面直径的 20%，减少了儿童气道横截面直径的 70%）。腹部肌肉为儿童呼吸提供了主要的支持。腹胀以及肌肉无力可对通气造成负面影响。儿童肺部的功能残气量（functional residual capacity，FRC）更低，贮备更少。当通气中断时，PaO_2 很快降低。

呼吸窘迫可能源于上呼吸道梗阻、下呼吸道疾病，或是其他器官功能障碍损伤了呼吸系统。上呼吸道梗阻是引起危及生命的呼吸窘迫的主要原因。上呼吸道梗阻定义为咽部或者器官气流阻断。它的特点是一种气流经过部分梗阻的气道发出的喘鸣音。患者的年龄可以辅助诊断。

在 < 6 个月的患儿中，上呼吸道梗阻常见的原因包括喉气管支气管软化（慢性的，常常在 2 岁缓解）以及声带轻瘫或者声带麻痹。喉软骨软化病和气管软化病是先天性疾病，会影响上呼吸道支持结构的结构完整性，导致呼吸过程中受累组织塌陷到气管内。

在 > 6 个月的儿童中，上气道梗阻重要的原因包括病毒性喉炎、吸入异物、会厌炎、细菌性气管炎、咽后壁脓肿、扁桃体周围脓肿、外伤后气道水肿、高温或者化学烧伤，或者过敏反应。喉炎（喉气管支气管炎）是上气道梗阻最常见的原因，3个月至3岁的儿童会出现喘鸣音。大约有5%的儿童在2岁时发生喉炎，喉炎是由病毒感染声门下区域引起的。患儿表现有犬吠样咳嗽、吸气时喘鸣音以及发热。

吸入异物引起的上气道梗阻常见于1～4岁的儿童。每年约有3 000名患儿死于吸入异物引起的窒息。

上气道细菌性感染包括会厌炎和气管炎。会厌炎自从常规免疫注射流感嗜血杆菌疫苗B后有所减少。目前，气管炎比会厌炎更容易造成气道阻塞而引起急性呼吸衰竭。

下气道梗阻有几个原因，包括哮喘、毛细支气管炎、肺炎、过敏反应、呼吸窘迫综合征、误吸和环境或外伤性损伤。哮喘是儿童中最常见的慢性疾病，有5%～10%的人口受累。毛细支气管炎是呼吸道感染引起的细支气管炎症反应，常见的病原体是呼吸道合胞病毒（RSV），其他病原体包括副流感病毒、流感病毒，以及腺病毒。水肿和黏膜分泌物导致气道梗阻伴有V/Q通气血流灌注比值失调，以及低氧血症，最常见于2～6个月的婴儿，并且和将来哮喘的发生可能有关。肺炎发生率和年龄成负相关，反之病因变化基于季节和患儿年龄。

引起呼吸窘迫的重要继发原因包括先天性心脏病、心脏压塞、心肌炎/心包炎、张力性气胸、中枢神经系统感染、摄入有毒物质、周围神经系统疾病（如格林巴利综合征、重症肌无力、肉毒中毒）、代谢性疾病（如糖尿病代谢性酸中毒）、高氨血症以及贫血。

一、临床表现

（一）病史

采集病史和完善体格检查之前，可能就需要开始治疗来稳定基本生命体征。

询问呼吸系统的相关症状，包括起病时间、持续时间，以及症状的进展。记住呼吸窘迫可以表现为患儿喂养困难，以及幼儿活动或者进食减少。询问诱发因素或者加重因素。查问近期有无窒息史，因为这可能是吸入异物唯一的线索。询问他们既往是否有过类似发作。检查一下以前所有的用药（慢性和急性的）以及记录用药时间。例如，在过去几天内，每天给多少次沙丁胺醇，以及到急诊就诊前最后一次用药时间。询问疫苗接种是否更新，因为如果没有接种，可能使儿童有罹患少数疾病的风险（例如会厌炎、百日咳）。回顾所有既往史的细节。婴儿早产可能有支气管肺发育不良（bronchopulmonary dysplasia, BPD）、气道反应性疾病、呼吸道感染、低氧血症，以及可能有高碳酸血症。当治疗哮喘的患儿时，要询问加重的频率，曾经需要插管或正压通气，以往曾收入院（急诊室、普通病房、重症监护室）以及最后一次给予激素治疗。慢性咳嗽的病史或之前多次发作肺炎可能提示有先天性疾病、未确诊的气道反应性疾病或者吸入异物。

（二）体格检查

评估需要在家长的帮助下，以冷静的、有效的方式进行。患儿不安会加重症状，甚至诱发急性失代偿，特别是对于疑似气道梗阻的患者。让患儿采取一个舒适的姿势。如果患儿表现为嗅花位（头和下巴轻度向前探），要特别引起注意，因为这可能提示有严重的上气道梗阻。同样，如果患儿处于三角位置（身体前探，用手支撑上半身），这提示严重下气道梗阻的可能，这个姿势能使用辅助呼吸肌。呼吸频率和年龄有关：新生儿（30～60）；1～6个月（30～40）；6～12个月（25～30）；1～6岁（20～30）；>6岁（15～20）。心率也同样和年龄有关：新生儿（140～160）；6个月（120～160）；1岁（100～140）；2岁（90～140）；4岁（80～110）；6～14岁（75～100）；>14岁（60～90）。记住使用沙丁胺醇的时候会出现心动过速。

皮肤检查可以发现出汗、发绀（外周或者中心）、皮疹（例如荨麻疹）、淤青，或者外伤，这些可能是呼吸窘迫的病因线索。尽量让患儿把衣物都脱掉，注意不要加重窘迫。

喘鸣音提示上气道梗阻，以及其出现在呼吸周期的时相反映了梗阻的部位。吸气时喘鸣音见于喉头上、声门下/会厌梗阻（例如会厌炎）。鼻翼煽动、发音困难，以及嘶哑也提示上气道梗阻。呼气时喘鸣音和喉头下梗阻有关，在细支气管或者下气道。喉炎是最常见的病因，但是还要考虑异物、会厌炎、过敏、血管性水肿、扁桃体周脓肿、咽后壁脓肿、气管软化、喉软骨软化，或者肿物阻塞。

视诊胸部的厚度、呼吸节律和呼吸时对称度。回缩提示辅助肌肉做功。因为受累肌肉群运动越明显（肋下、肋间、胸骨上、锁骨上），气道梗阻越严重。还要检查胸部和颈部有无捻发感。

肺部检查特别重要。单侧呼吸音减低或者消失提示气胸可能，但是这个不常见。哮鸣音和呼气相延长提示下气道梗阻可能。值得注意的是，患者下气道梗阻非常严重时，由于通气障碍，可能没有哮鸣音。肺泡疾病时，可能有爆裂音、干鸣音以及减低的或不对称的呼吸音。发出咕哝声可防止肺泡塌陷，以及保存功能残气量（FRC），它的出现意味着严重的呼吸损伤。

剩下的体格检查应该着重于明确窘迫的潜在病因，特别是如果没有呼吸道疾病的证据、呼吸效果差或者呼吸困难伴有气道反射抑制提示中枢神经系统疾病。充血性心衰可以出现心音消失、杂音或奔马律，静脉扩张，或者肝、脾肿大。面色苍白或发绀提示贫血。单发的呼吸急促要考虑脓毒症或者代谢性酸中毒。寻找任何消化或吸入性损伤体征，如口咽部或鼻孔有烧伤或煤烟的痕迹。

二、诊断方法

（一）实验室检查

大部分呼吸窘迫的原因通过详细的病史和体格检查可以发现，并且临床症状常常晚于实验室检查出现。动脉血气（ABG）分析对于中度/重度呼吸窘迫、糖尿病酮症酸中毒，或其他代谢性疾病的诊断可能有帮助。很重要的一点是"正常"的 ABG 在严重的呼吸窘迫患者中很麻烦，因为这可能提示患者开始筋疲力尽，CO_2 潴留会增加，因此为了保持 CO_2 和 pH 的平衡，最后导致即将发生的呼吸衰竭。呼吸衰竭可以定义为吸氧浓度 60% 的情况下，$PaO_2 < 60mmHg$ 或 $PaCO_2 > 60mmHg$。全血细胞计数可识别贫血，如果有白细胞增多或核左移，提示感染的可能。如果怀疑窘迫的原因是代谢性疾病，电解质检查可能有用。呼吸道合胞病毒和流感病毒检查对急诊室帮助不大。

（二）影像学检查

胸片可能提示有渗出、胸腔积液、过度充气、肺不张、气胸、纵隔气肿、异物，或心脏扩大。用平片可以明确儿童误吸的硬币卡住的位置（食管还是气管）。如果硬币在食管内，它位于额状面（冠状面），并在后前位片上呈圆形

（图8-4）。反之如果硬币位于气管内也成立。它在侧位胸片上显示为圆形。这是因为不完整的气管软骨环开口向后。

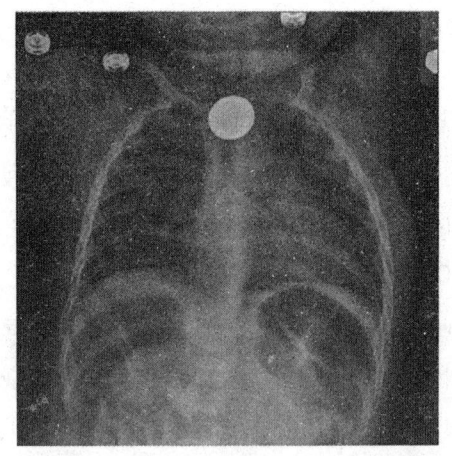

A

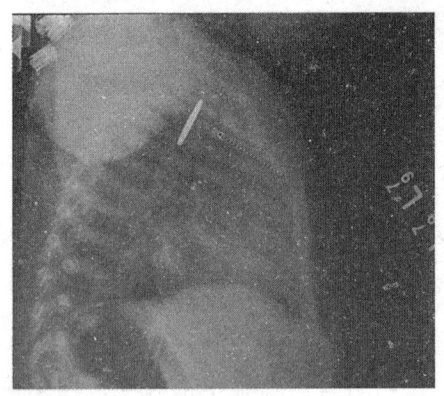

B

图8-4　A、B. 硬币卡在一个10个月大婴儿的食管内，其表现有喘鸣音。注意侧位胸片中气管被压迫

吸入的大部分异物是X线可穿透的（如花生），但是X线检查可能提示一些线索。气管完全梗阻产生吸收性肺不张。可能有肺部渗出，因为对异物产生了炎性反应。呼气相胸片可发现气管的部分梗阻，患侧会有空气滞留和呼气不完全。在小一些的儿童，让其配合呼气相胸片检查是非常困难的，因此如果怀疑有空气滞留，可用双侧卧位胸片替代（图8-5）。

颈部软组织X线检查可能发现会厌炎典型的"拇指征"（图8-6）、喉炎的"尖塔征"，或咽后壁脓肿时可见咽后间隙增宽（图8-7）。颈部CT可能需要用来确诊引起气道梗阻的咽后壁脓肿或者其他深部间隙的感染。

心电图可能发现QRS振幅减小（心包积液）、心脏电交替（严重的心包积液或者心脏压塞）、传导延迟（心肌炎），或ST段和T波改变（心包炎）。

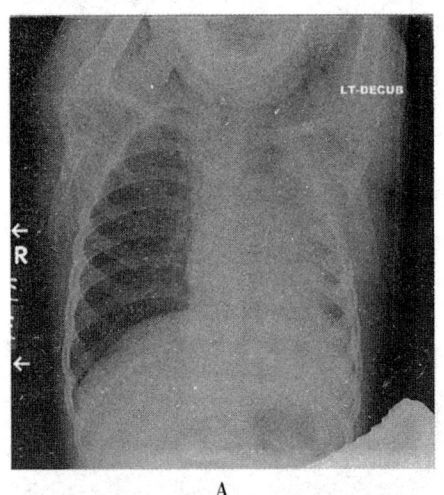

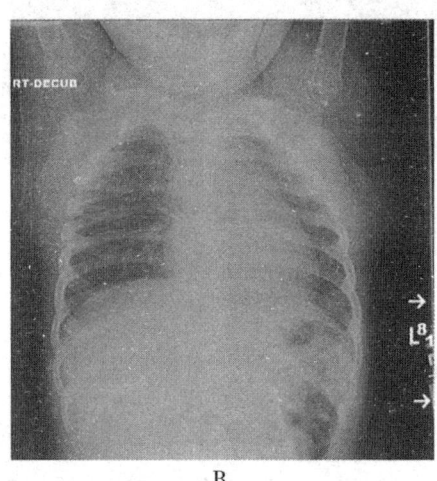

图8-5　一名患儿的双侧卧位胸片，显示右肺有气体滞留

A. 注意左侧卧位图像上的左肺正如所料已压缩。B. 当患儿右侧卧位时，右肺保持着相对的过度充气。这名患儿被送入手术室，在右主支气管发现一粒花生

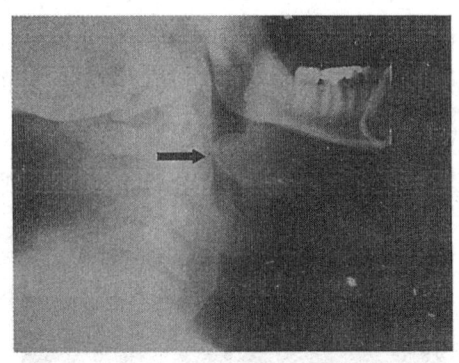

图 8-6　会厌位于沿着舌根部向下直到会厌谷的部位。忽然后折的结构就是会厌。如果会厌增大（拇指征）以及会厌谷狭窄，提示有会厌炎（箭头处）

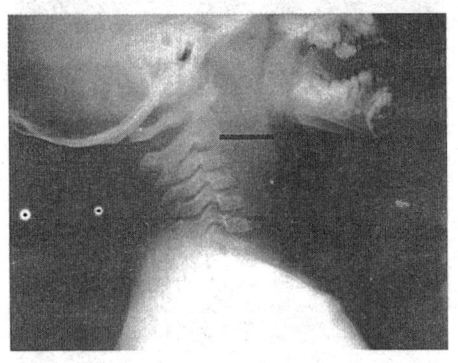

图 8-7　咽后壁软组织增宽提示咽后壁脓肿（黑线处）。正常的咽后壁软组织间隙 C_2 水平 $<7mm$，C_6 水平 $<22mm$

三、医疗决策

优先评估和稳定气道、呼吸和循环。完善脉搏氧饱和度检测、心脏监护，立刻供氧以及静脉（Ⅳ）补液。呼吸停止意味着心跳同时停止或即将停止。这些患者需要进行气管插管。气管插管前，托起患者下颌，吸出气道分泌物，以及使用带瓣面罩给氧。

如果有即将发生呼吸衰竭的征象（例如，意识水平下降、对疼痛的反应下降、烦躁、给氧后仍发绀、呼吸急促、呼吸过缓、呼吸停止、呼吸不规律、呼吸音缺如、安静时有喘鸣音、咕哝声、严重的呼吸肌收缩，以及辅助呼吸肌的使用），立刻治疗疑似引起呼吸窘迫的病因。

如果已知患者有外伤和单侧的呼吸音减低，假设张力性气胸的可能，进行针刺胸膜穿刺术。最后的处理是再进行胸廓造口置管术。如果疑似有异物，根据患儿年龄和身高，采取适当的手法缓解气道梗阻。如果患儿静止时有喘鸣音和发热，假设为会厌炎/细菌性气管炎/咽后壁脓肿，由处理困难气道经验丰富的医师把患儿收入手术室建立气道。在一些病例中，急诊医师必须进行紧急气管插管。准备好困难气道支持的相关器械非常重要，包括手头应该有气管切开盘。如果患儿表现为哮喘急性发作或过敏反应，以及呼吸没有力气，如果对初始治疗无反应，应该在准备插管的同时，立刻肌内注射肾上腺素。如果哮鸣音严重，单独使用支气管扩张药无效时，若患者可以配合并且仍然清醒，可以尝试使用双水平正压通气，这对于降低呼吸功和预防插管非常有帮助。新证据表明，在一些病例中，使用高流量鼻导管吸入湿化的氧气可以预防气管插管。

如果没有即将出现呼吸衰竭的征象，以及不需要立刻进行挽救生命的治疗，那么应让患儿自己找一个舒适的姿势来减少呼吸功和刺激。完善简明的病史以及根据疑似的疾病开始进行治疗。完善可能有助于诊断的实验室和影像学检查。有时，一个实验室结果或者 X 线结果会提示需要急救的证据（例如，异物）。特别重要的是每次治疗后，要频繁地重新评估患儿，用来明确治疗反应和决定进一步处置。呼吸窘迫的患儿临床状况可以变化得非常快（图 8－8）。

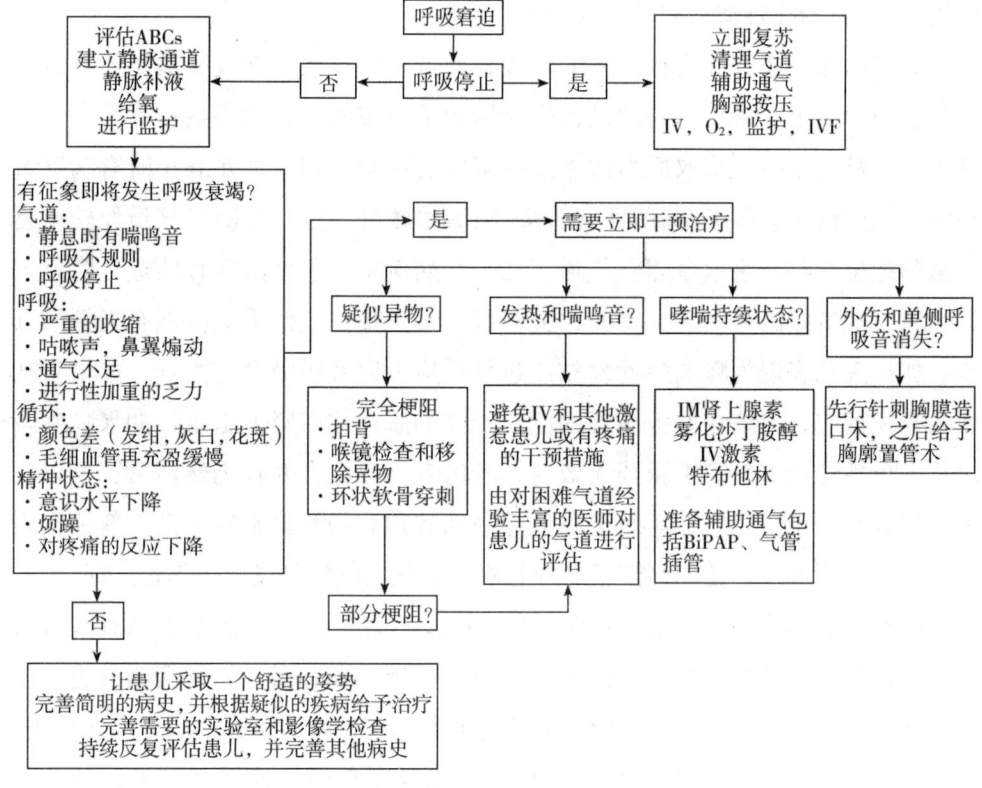

图 8 - 8　呼吸窘迫诊断流程图

ABCs. 气道、呼吸和循环；IM. 肌内注射；IVF. 静脉补液

四、治疗

1. 喉炎

给予湿化的氧气，所有的患儿无论严重程度如何，都给予地塞米松每单剂量 0.6mg/kg（最大 16mg）肌内注射（IM）或口服（PO）。如果静止时有喘鸣音，给予 2.25% 的消旋肾上腺素 0.5mL 加上 3mL 生理盐水（NS）雾化。

2. 吸入异物

最终的治疗措施是收入手术室，进行喉镜检查或者支气管镜检查。当严重气道梗阻或即将发生/已经发生呼吸停止时，根据患儿的年龄和身高，拍打、按压其背部或胸部或腹部来使异物排出。这些措施比盲目地用手指抠要安全，因为盲目手抠可能使不完全梗阻变为完全梗阻。其他挽救生命的方法包括喉镜检查和直接用 Magill 钳取出异物，插入气管镜使其越过异物，迫使异物要么移动到主支气管内，要么用针进行环甲膜穿刺。

3. 会厌炎或细菌性气管炎

特别重要的是允许患儿采取一个舒适的姿势，如果他们采用了嗅花位，这是严重梗阻的预兆。理想的是让这些患儿由处理困难气道经验丰富的医师收入手术室，但是如果有呼吸停止，应该立刻进行气管插管或环甲膜穿刺。

4. 过敏和严重的血管性水肿

用肾上腺素、激素、H_1 和 H_2 受体阻断剂治疗。

5. 哮喘

用 β 肾上腺素能激动剂治疗，如沙丁胺醇 2.5mg，每 20 分钟根据需要给 1 次，或 15mg 加生理盐水雾化持续 1 小时以上。对于中到重度的恶化，加用抗胆碱能药物（异丙托溴铵 500μg 每 20 分钟给 1 次，共 3 次）和激素。如果可以口服并且没有即将发生的呼吸衰竭，给予泼尼松 1～2mg/（kg·d）；要不就给予 IV 激素（甲泼尼龙 2mg/kg，最大量 125mg）。如果患儿呼吸无力，即将发生呼吸衰竭，给予 IM 肾上腺素每单剂量 0.01mg/kg（最大 0.5mg）1:1 000，可以每 20 分钟重复用药 1 次，再给 2 次。也可给予特布他林 2～10μg IV 负荷剂量，然后 0.1～0.6μg/（kg·mm）。中到重度恶化的患儿，或者初始治疗改变不明显的患儿，应该考虑给予硫酸镁（50mg/kg 20 分钟给完，到最大 2g）治疗。heliox，是氦气和氧气的混合气体，可以改善细支气管的层流，使得呼吸功下降。有证据表明它可以改善严重气道梗阻患者的肺功能。混合气体中氧气的最大量占 30%，因此如果患者有低氧以及 FiO_2 需要 >30% 的时候，不要用 heliox。

6. 毛细支气管炎

尝试给予 β 激动剂和（或）肾上腺素雾化。临床试验表明激素在治疗毛细支气管炎中无益，但是如果患儿既往有气道反应性疾病时，激素可能有用。鼻导管吸入高流量湿化氧气是很新的治疗，很有前途，特别是用于呼吸道合胞病毒感染和低换气的患者中很有用。可能是改善了呼吸机制，清除了鼻咽部无效腔，以及减少了呼吸功。最近一些研究表明它可以降低气管插管的需求。高张盐水（3%～5%）加上给予或不给予支气管扩张药是正在研究的一个新的治疗方法，副作用最小。

7. 肺炎

根据需要尽早给予抗生素和氧气治疗。

五、处置

（一）住院

呼吸衰竭需要机械通气，呼吸窘迫不可逆转或需要重症监护，年龄＜6个月的患儿肺炎，吸入异物伴有呼吸道症状，或需要吸氧时，需要收入院治疗。

（二）出院

判断患者是否可以出院基于一些因素：对治疗的临床反应、呼吸功、低氧血症、水合状态、既往病史，以及社会因素。记住呼吸状况变化可能非常快，治疗后对患儿观察一段时间，确定病情没有加重非常关键。如果患儿持续有呼吸功增加，并且考虑可能有即将发生的呼吸衰竭，这些患者不可以出院。在出院前确保患儿水合良好并且可以口服。确保患儿的照料者是可靠的，其可以按医嘱治疗和给药，并且一旦病情加重可以带患儿及时就诊。最后，安排好患儿到其儿科医师或者专家那里随诊。

第四节　腹痛

儿童腹痛是儿科最常见的主诉。病因从良性疾病（如便秘）到外科急症（如肠扭转）。医师面临的挑战是要在这些不会说话的儿童和那些描述症状能力有限的儿童中鉴别这些疾病。一些疾病（例如幽门狭窄）是幼儿的特发的疾病，但其他疾病（如阑尾炎）可见于所有年龄段，在非常小的儿童中表现完全不同。尽管比成人少见，儿童可能也会有胆结石、消化性溃疡，以及肾结石。在月经来潮后，女性患者要考虑到盆腔疾病，包括卵巢囊肿和扭转。

一、腹痛的外科病因

1. 幽门狭窄

常见于新生儿时期，2~6周。它更常见于出生的第一个男孩（4：1），并有家族遗传史。典型的表现是饭后喷射性呕吐。呕吐过后，患儿看起来仍旧很饿，并且容易喂食。他们早期看起来状态还不错，但是随着症状的发展，会出现脱水和电解质紊乱，包括低钾、低氯性代谢性酸中毒。

2. 肠套叠

肠叠入近端肠管。在 2 个月至 2 岁的幼儿特发，最常见的部位是回结肠。3 岁以后的儿童，肠息肉或 Meckel 憩室可能是诱发肠套叠的元凶。典型的表现是间断的肠绞痛，持续数分钟伴呕吐。每次疼痛发作后出现嗜睡。经典的三联征——暗红色果酱样大便、呕吐和腹部绞痛，只出现在约 20% 患者中。体格检查可能发现右下腹正常，右上腹可触及无压痛的肿物。持续时间长导致肠缺血和坏死。过敏性紫癜和肠套叠有关。由于这个位置不常见，因此既不易看到，又不易用常规方法复位，并且需要 CT 扫描检查和外科复位。

3. Meckel 憩室

最常见的消化道先天性异常，Meckel 憩室是卵黄管的残留物。在半数的病例中，有异位的组织（常常是胃）。无痛性直肠出血是 Meckel 憩室最常见的表现，但是其他症状包括腹痛、恶心和呕吐。"2" 法则是一个很好的用来划分疾病的方法（表 8 - 3）。

4. 肠旋转不良和肠扭转

本质上指的是腹膜腔内子宫内旋转异常以及肠固定异常。这个发育异常围绕着狭窄的肠系膜蒂，使肠有围绕这些血管扭转的风险，随后导致肠坏死。典型的症状包括呕吐胆汁、腹痛、腹胀和腹泻血便。

5. 阑尾炎

尽管在幼儿中不常见，但 >80% 的患儿阑尾有穿孔。表现常常不典型，有频繁腹泻以及无典型的转移性腹痛。

表 8 - 3　Meckel 憩室和 "2" 法则

2% 的人口
2 岁是最常发病的年龄
2 英寸长（1 英寸 = 2.54cm）
2 英尺（1 英尺 = 0.304 8m）距离回盲瓣的距离
2 种类型的异位组织（胃和胰腺）

二、腹痛的内科病因

1. 便秘

便秘在学步的幼儿，大概是如厕训练的年龄段特别常见。症状包括弥漫性腹部绞痛、食欲不振、大便坚硬和排便用力。便秘可能和肠套叠混淆，因为疼痛的性质都是间断发作。

2. 胃肠炎

这在儿童中非常普遍，特别是那些送到日托班的儿童。最常见的病因是病毒；腹泻血便时要考虑细菌感染可能。腹部绞痛、发热、呕吐、腹泻和疼痛是疾病所有的症状。阑尾炎特别是在早期时，常常被误诊为急性胃肠炎。

三、临床表现

（一）病史

认真细致的病史采集对于评估腹痛的儿科患者至关重要。应该同时询问照料者和儿童。大部分3~4岁以上的学龄前儿童，可以提供可靠的信息。询问的问题应该包括疼痛位置（弥漫性的、局限的）以及疼痛是否持续或者有转移（如阑尾炎病例中，脐周疼痛转移到右下腹）。疼痛持续时间对于鉴别急性和慢性的疾病非常重要。询问相关症状，如呕吐（血性、胆汁、喷射性、餐后）、腹泻（血性的、暗红色果酱样的）、食欲不振、排尿困难和发热（最高体温和持续时间）。

（二）体格检查

在着重检查腹部之前，有必要详细体检除外可能引起腹痛的腹膜腔外疾病。评估咽部有无渗出，皮肤有无砂纸样粗糙的皮疹，因为链球菌咽炎和猩红热可以产生腹部弥漫性疼痛。仔细检查下肢和臀部有无过敏性紫癜的特征性紫癜，其可以引起腹痛和回肠肠套叠。肺部听诊，由于下叶肺炎可以刺激膈部，造成腹痛甚至可以掩盖咳嗽。泌尿生殖系统的完整评估非常有必要，用来除外泌尿生殖系统疾病，包括睾丸扭转和疝。

细致的腹部触诊评估有无局部压痛和肿物，常常会减少误诊。左下腹或中腹部固定的肿物在临床上支持便秘的诊断，直肠检查发现大便坚硬也支持便秘的诊断。新生儿上腹部可触及橄榄形的肿物，伴有餐后呕吐，是幽门狭窄的特异性病症。检查应该包括腹部听诊和评估有无压痛、反跳痛和肌紧张。询问患儿"哪里最痛？"以及"你可以用手指指一下吗?"有助于明确具体最疼痛的位置。整体评估水合作用非常重要，因为儿童口服摄入量减少和呕吐常常伴有腹痛。

四、诊断方法

（一）实验室检查

一般实验室检查（全血细胞计数、电解质）常常在评估腹痛的患儿时提供重要的信息。阑尾炎的患儿中白细胞总数常常是正常的，中性粒细胞绝对值升高强烈支持阑尾炎的诊断。持久幽门狭窄的病例，可能显示有典型低氯的、低钾的代谢性酸中毒。

（二）影像学检查

立位腹部平片对于明确有无梗阻很有用，可见胃部或肠管扩张，伴有远侧气体减少。膈下游离气体可见于内脏破裂患者。在肠套叠患者中，标准的 X 线片可能发现右下腹肠道内的气体减少（图 8 - 9）。

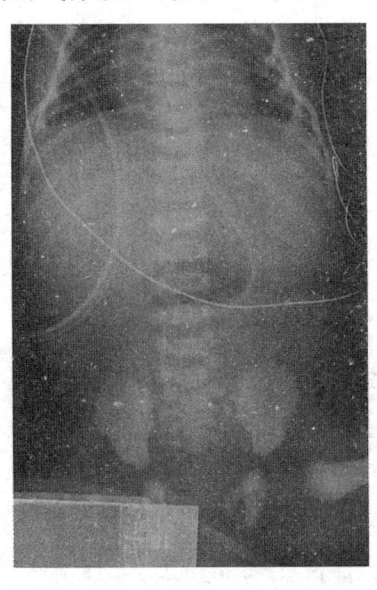

图 8 - 9　一名患儿肠旋转不良时，远端肠管内气体减少

超声是诊断儿童阑尾炎、肠套叠和幽门狭窄的最佳方式。超声经典的发现包括靶环征、牛眼征，以及假肾征（图 8 - 10）。肠套叠复位常规是 X 线透视下应用气体或钡灌肠。对于阑尾炎可能或者超声检查看不到阑尾时，应该进行 CT 扫描。肠旋转不良时，上消化道系列影像可发现十二指肠梗阻以及"漩涡征"改变（图 8 - 11）。Meckel 憩室伴有异位的胃组织，是用^{99m}Tc 核素扫描确诊的，常常推荐 Meckel 扫描。当 Meckel 憩室引起肠套叠时，也可被超声或者 CT 发现。

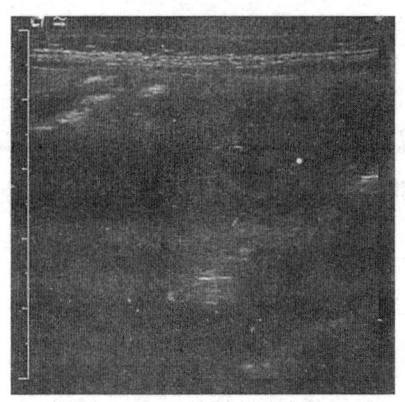

图 8 - 10   超声显示有肠套叠典型的靶环征

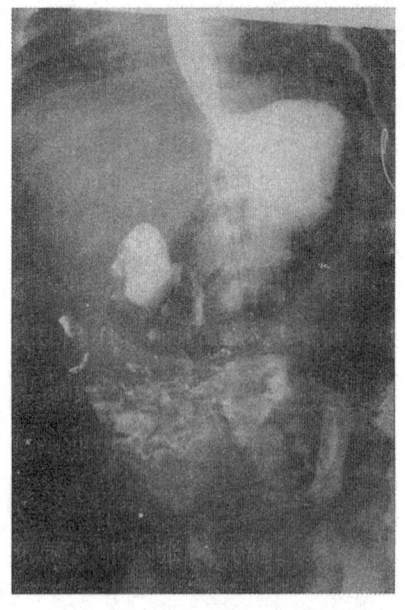

图 8 - 11   X 线透视下的肠旋转不良伴有漩涡征

五、医疗决策

患儿的年龄、病史和体格检查对于鉴别诊断已经足够。需考虑以下的几个引起腹痛的腹外原因：泌尿系感染、腹股沟疝、睾丸扭转、卵巢扭转和卵巢囊肿、链球菌咽炎，以及肺炎。患儿呕吐胆汁，或有腹膜炎时，需要立刻找外科评估（图 8 – 12）。

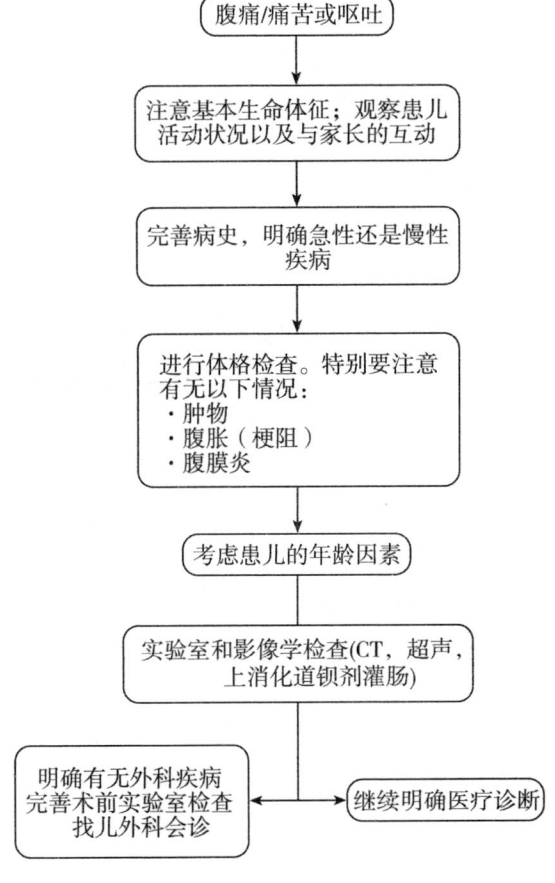

图 8 – 12　腹痛诊断流程图

六、治疗

镇痛治疗对于患儿至关重要。麻醉药不干扰体格检查；相反，镇痛可能使患儿配合，有助于明确诊断和减少剧烈疼痛引起的反应。疼痛的治疗需要和检查病因同时进行。此外，还需要处理伴随腹痛的恶心和呕吐症状。

1. 肠套叠

对于回肠－结肠肠套叠，需要紧急进行 X 线下的复位。对于 X 线下复位失败的病例，以及有肠套叠者，应该进行外科手术复位以减少肠坏死。

2. 幽门狭窄

纠正水、电解质紊乱是进行外科修复术的先决条件。幽门肌切开术是治疗方法。

3. Meckel 憩室

外科切除术有效。在失血过多的患儿可能要输血。

4. 肠旋转不良和肠扭转

紧急外科修复术对于减少肠坏死至关重要。

5. 便秘

治疗可从柔和的（家用缓泻药）到侵入性的（灌肠剂，用手指从直肠掏出粪便）。在很少的情况下，患儿需要收入院进行持续灌肠和胃管给予缓泻药。

七、处置

（一）住院

患儿腹痛是由外科或者疑似外科病因引起时，应该收入院由外科医师治疗。为了预防暴露于电离辐射，儿童检查或者超声结果不明确时可能需要进行腹部影像学检查。肠套叠在复位后第一个 24 小时内，复发率高达 10%。患儿复位后常常收入院，但是在予充分告知何时需要及时就诊的情况下，也可以从急诊出院。

（二）出院

患儿腹痛是内科疾病时（咽炎、泌尿系感染、肺炎、胃肠炎），可在口服摄入液体的情况下出院，并密切随诊。腹痛病因的第一表现，如阑尾炎或肠套叠，可能被误诊为病毒感染性疾病。因而，应该具体告知照料者，出院后何时需要及时就诊。具体包括呕吐胆汁、疼痛加重、疼痛局限于右下腹，以及无法口服摄入液体。

第五节　脱水

在儿科急诊，对脱水患儿进行精准评估和治疗是我们最常要处理的情况之一。患儿脱水常常是由于其拒绝进食或饮水，以及因呕吐、腹泻或发热丢失体液等综合情况造成的。患儿有呕吐和腹泻时，潜在的问题是血管内容量不足，不是脱水。容量不足代表的是血浆中水和溶质（主要是钠）等渗减少，而脱水是指血浆中游离的水不等比例的丢失。

儿童脱水的患病率和死亡率比成人更高，因为儿童体液和溶质（代谢率更高，体表面积/体重指数更高，体液含量更大，肾脏发育不全使得浓缩尿液能力下降，依赖照料者给予基本生命支持）周转更快。在就医过程中，医师尝试明确容量不足的程度和潜在的引起脱水的病因，以此为基础进行适当的治疗。

胃肠炎是引起脱水最常见的病因，大约有80%的病例是由病毒感染（轮状病毒30%~50%）引起的。胃肠炎的临床诊断根据定义要有腹泻。然而，很多病毒性胃肠炎的婴儿表现只有腹泻或只有呕吐。每年美国因轮状病毒感染引起腹泻的<5岁患儿有300万例，有55 000例因腹泻和脱水收入院治疗。大部分到急诊就诊的脱水患儿病因是良性的；然而，应该考虑到还可能有更严重的病因。

考虑脱水患儿的潜在病因可能有阑尾炎、肠套叠、肠扭转、幽门梗阻、泌尿系感染，脑积水、脑肿瘤，以及糖尿病。其他引起脱水的原因包括胃肠道的因素（肝炎、肝衰竭、药物中毒）、内分泌的因素（先天性肾上腺增生、Addisonian病危象）、肾性因素（肾盂肾炎、肾小管酸中毒、甲状腺毒症）、口服摄入不足（咽炎、胃炎），以及不明显的失水（发热、烧伤、出汗、肺病）。

一、临床表现

（一）病史

采集详细的病史对于明确疾病严重程度以及脱水类型很必要。从患儿处尽可能多地采集信息，询问摄入量详细的细节（液体和固体的类型、量和频率），以及排尿（频率、量、颜色、气味、血尿）、大便（次数、性状、有无黏液或者血液）和呕吐（次数、量、胆汁性的或者非胆汁性的、呕血）。婴儿和幼儿的尿量用尿不湿的数量和尿湿的程度来评估。注意有无腹痛（持续时间、部位、程度、性质和放射）。询问患儿体重有无减少和活动情况。注意症状间隔时间。最后一次呕吐的时间对于决定何时开始尝试给予口服治疗非常重要。

询问相关症状（发热、头痛、颈部疼痛、咽痛、排尿困难、尿频、皮疹）。询问冶游史和近期有无应用抗生素也非常有意义。

注意潜在的可能造成脱水的疾病（肾病、糖尿病、囊性纤维化、甲亢）。考虑联系患儿及其日托部门。既往史中重要的事情包括免疫功能受损和恶性肿瘤。

（二）体格检查

体格检查从患儿的一般状况开始。嗜睡和精神萎靡可能提示即将发生循环衰竭。检查咽部有无发红、溃疡，或者扁桃体渗出。查看腹部有无压痛、反跳痛，或肌紧张。神经科检查应该包括神志状况、脑神经检查、肌力和反射。神志改变或者有局部神经体征可以提示颅内压力升高。应该记录毛细血管再充盈和皮肤弹性情况。诊断脱水的金标准是测量急性减少的体重。急性发病之前确诊的体重一般都不知道，因而需根据临床评估来判断体液的减少（表8-4）。以下情况出现任意2种，提示患儿有明显的临床脱水：病容、无眼泪、黏膜干燥，以及毛细血管再充盈时间延长（>2秒）。其他重要的事项有呼吸模式的异常和皮肤隆起。

表8-4 儿科患者脱水严重程度的临床评估

体征和症状	轻度（3%~5%体重）	中度（5%~10%体重）	重度（>10%体重）
神志状况	警觉的/不安的	易激惹和昏昏欲睡	嗜睡的
呼吸	正常	深±快速	深和快
脉搏	正常	快和弱	微弱至缺如
血压	正常	正常伴有体位性低血压	低
黏膜	潮湿	干	非常干
眼泪	有	减少	没有
皮肤弹性	捏起皮肤可恢复	隆起	隆起到苍白
尿量	正常	减少	无
毛细血管再充盈	<2秒	2~3秒	>3秒

基本生命体征是重要的客观数据，在有脱水的患儿中生命体征可能是正常的。轻度脱水患儿的体征首先是心动过速。低血压是严重脱水的晚期表现。

二、诊断方法

（一）实验室检查

如果病因明确，轻到中度脱水的患儿不需要实验室检查。所有神志改变的患儿都需要检查床旁指末血糖。血糖可能是低的（摄入差）或高的（糖尿病酮症酸中毒）。有中到重度脱水时，电解质异常可能提示特定的诊断：高钾（先天性肾上腺增生、肾功能不全）、低钾（幽门狭窄）、低碳酸血症（酸中毒、腹泻丢失 HCO_3）、高尿素氮/肌酐（肾灌注不足）。尿常规可能有尿糖、酮体或感染的征象。尿比重在脱水的患儿中可能升高，但不是可靠的指标。应该检查血清钠，因为低/高钠血症需要专门治疗。

（二）影像学检查

大部分患儿到急诊就诊不需要影像学检查。如果怀疑梗阻时可以考虑完善立位腹部平片检查。怀疑阑尾炎时完善超声或盆腔 CT 扫描。评估剧烈头痛或体检发现颅内高压体征时，完善头颅的 CT 平扫。

三、医疗决策

根据病史和体格检查一般足以发现脱水的症状和体征。休克需要快速确诊以及给予液体复苏治疗。根据临床评估以明确脱水的严重程度（图 8-13）。

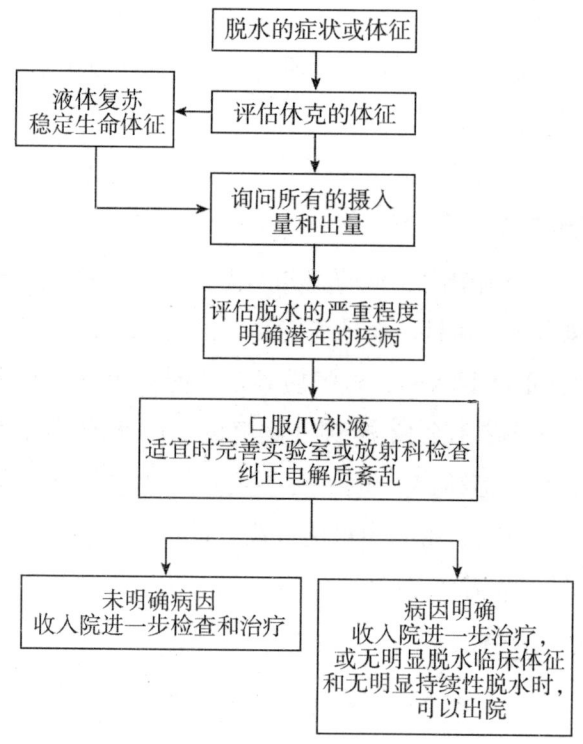

图 8 - 13　脱水诊断流程图

四、治疗

　　识别出有休克体征的患儿，并立即给予液体［20mL/kg 生理盐水（NS）或乳酸林格液 20 或 30 分钟给完］。重新评估并重复给予静脉注射液体直到灌注充分，生命体征正常（如果需要，可以给予液体负荷 ×3）。尿量是最重要的血管内容量恢复的指标［最小 =1mL/（kg·h）］。如果给予 60 ~ 80mL/kg 等张液体后无改善，考虑休克是否有其他原因（脓毒症、出血、心脏病）。立刻治疗低血糖（2.5mL/kg 10% 的右旋糖酐或 1mL/kg 25% 的右旋糖酐）。一旦异常的生命体征被纠正，给液速度根据已经丢失的液体量和继续维持量来决定（表 8 - 5）。

表8-5 儿科患者补液量的计算

患儿体重	4/2/1 方法	Holiday-Segar 方法
首重 10kg	4mL/（kg·h）	100mL/（kg·h）
第二个 10kg	2mL/（kg·h）	50mL/（kg·h）
每增加的 10kg	1mL/（kg·h）	20mL/（kg·h）

因恶心和呕吐引起的脱水，文献支持使用单次口服昂丹司琼加上口服补液盐治疗。昂丹司琼可以给予药片口服或者静脉给药（IV；2mg，4mg）。不推荐使用抗腹泻药物。快速口服补液显示和 IV 液体一样可以补充血管内液体，以及纠正中度脱水患儿的酸中毒。每25名用口服补液盐方法治疗的脱水患儿，有1名失败，需要 IV 补液。婴幼儿的口服补液盐应该含有 45~50mmol/L 以及 25~30g/L 葡萄糖。每5~10分钟给予 5~10mL 液体，并根据耐受情况逐渐增加，目标是4小时给予 30~50mL/kg。如果出现呕吐，等待最后一次呕吐过去30分钟，再重新给予口服补液。补液总量估算是每次水样便约为 10mL/kg，每次呕吐量为 2mL/kg。

脱水可根据渗透压和严重程度进行分类。血清钠是反映渗透压很好的指标（假设葡萄糖正常），对补液有指导意义。等渗脱水最常见（80%）。盐和水在细胞内和细胞外的丢失相近。前8小时给予液体丢失量的一半加上液体维持量，余下的液体在16小时给完。当盐的丢失大于水的丢失时，出现低渗性脱水（Na<130mmol/L）。计算盐丢失量来补液。补钠值（mmol）=（135-测量 Na）×（患病前体重 kg）×0.6。钠应该在4小时补完，但是不能超过 1.5~2.0mmol/h；适合给予 0.9% 的生理盐水。当水的丢失大于盐的丢失时，出现高渗性脱水（Na>150mmol/L）。游离水的缺乏计算是游离水（mL）=（测量的血清钠-145）×4mL/kg×患病前体重 kg。因为有脑水肿风险，补水要在48小时以上，目标是血清钠降低速度不高于 10~15mmol/（L·d）；适当给予 1/4 张葡萄糖~1/2 张糖盐。

五、处置

（一）住院

大部分中到重度脱水的患儿，伴有明显的酸中毒时，应该收入院治疗（血清碳酸盐≤13mmol/L是门诊治疗失败需要返回急诊就诊的指标）。其他住院指标包括持续丢失体液、无法口服液体、低渗性脱水或高渗性脱水，或病因不明需进一步评估。患儿有颅内高压体征或糖尿病酸中毒体征时，应该收入重症监护室。

（二）出院

患儿没有脱水的临床表现，或患儿有轻到中度等渗性脱水，已经给予充分的补液治疗（口服或 IV），可以出院。

参考文献

[1] 方铭，胡敏. 实用急诊手册［M］. 北京：化学工业出版社，2019.

[2] 秦啸龙，申文龙. 急诊医学［M］. 北京：人民卫生出版社，2019.

[3] Shirley Ooi, Peter Manning. 急诊医学精要［M］. 马青变，熊辉，译. 北京：科学出版社，2018.

[4] 施海彬，张劲松，赵卫. 急诊介入治疗学［M］. 北京：人民卫生出版社，2018.

[5] 刘凤奎. 急诊症状诊断与处理［M］. 北京：人民卫生出版社，2018.

[6] 刘大为. 实用重症医学［M］. 北京：人民卫生出版社，2017.

[7] 王新花，张力，李金霞. 临床危重症诊治与监护［M］. 北京：科学技术文献出版社，2018.

[8] 郭毅. 急诊医学［M］. 北京：人民卫生出版社，2016.

[9] 马明信. 实用内科门诊急诊手册［M］. 北京：北京大学医学出版社，2016.

[10] 曹小平，曹钰. 急诊医学［M］. 北京：科学出版社，2015.

[11] 孟庆义. 急诊内科诊疗精要［M］. 北京：军事医学科学出版社，2015.

[12] 王一镗. 王一镗急诊医学［M］. 北京：清华大学出版社，2015.

[13] 屈沂. 急诊急救与护理［M］. 郑州：郑州大学出版社，2015.

[14] 王丽云. 临床急诊急救学［M］. 青岛：中国海洋大学出版社，2015.

[15] 张文武. 急诊内科手册［M］. 北京：人民卫生出版社，2017.

[16] 胡宾，刘惟优，郑振东. 临床急诊医学［M］. 北京：科学技术文献出版社，2014.

［17］杜亚明．实用现场急救技术［M］．北京：人民卫生出版社，2014．

［18］李春盛．急诊医学高级教程［M］．北京：人民军医出版社，2014．

［19］于学忠，黄子通．急诊医学［M］．北京：人民卫生出版社，2015．

［20］李春盛．急诊科疾病临床诊疗思维：第3版［M］．北京：人民卫生出版社，2018．